高等职业教育“十三五”规划教材
高等职业教育健康管理专业教材

老年健康管理实务

宋　卉　蔡　琳　主编

中国轻工业出版社

图书在版编目（CIP）数据

老年健康管理实务/宋卉，蔡琳主编．—北京：中国轻工业出版社，2021.5

高等职业教育“十三五”规划教材

ISBN 978-7-5184-1635-6

Ⅰ.①老… Ⅱ.①宋… ②蔡… Ⅲ.①老年人—保健—高等职业教育—教材 Ⅳ.①R161.7

中国版本图书馆 CIP 数据核字（2017）第 236111 号

责任编辑：江 娟 秦 功

策划编辑：江 娟 秦 功　　责任终审：张乃柬　　封面设计：锋尚设计

版式设计：宋振全　　责任校对：晋 洁　　责任监印：张 可

出版发行：中国轻工业出版社（北京东长安街 6 号，邮编：100740）

印　　刷：北京君升印刷有限公司

经　　销：各地新华书店

版　　次：2021 年 5 月第 1 版第 3 次印刷

开　　本：720×1000　1/16　印张：9

字　　数：179 千字

书　　号：ISBN 978-7-5184-1635-6　定价：26.00 元

邮购电话：010－65241695

发行电话：010－85119835　传真：85113293

网　　址：http：//www.chlip.com.cn

Email：club@chlip.com.cn

如发现图书残缺请与我社邮购联系调换

210523J2C103ZBW

编写人员名单

主　编　宋　卉（广东食品药品职业学院）

　　　　　蔡　琳（广东食品药品职业学院）

副主编　冯　娟（广东食品药品职业学院）

　　　　　江　丹（广东食品药品职业学院）

　　　　　张秋雨（沧州医学高等专科学校）

参　编　董向阳（广州市花都区向阳社会工作服务中心）

　　　　　黎壮伟（广东食品药品职业学院）

　　　　　白鹤程（广东食品药品职业学院）

　　　　　陈　侠（广东食品药品职业学院）

　　　　　王笑丹（广东食品药品职业学院）

　　　　　刘明清（沧州医学高等专科学校）

　　　　　张　彤（沧州医学高等专科学校）

主　审　郑彦云（广东食品药品职业学院）

　　　　　才晓茹（沧州医学高等专科学校）

前　言

我国目前正面临着人口老龄化的严峻挑战，2016 年我国 60 周岁及以上人口 2.3 亿人，占总人口的 16.7%；65 周岁及以上人口 1.5 亿人，占总人口的 10.8%。预计我国 60 岁以上老年人在 2025 年将突破 3 亿。对专业化老年健康管理服务和高素质老年健康管理工作人才的需求日益增加，老年健康管理的巨大需求和专业化人才缺乏之间的矛盾突出。近年来，国家对老龄事业的发展高度重视，2017 年 3 月国务院印发《“十三五”国家老龄事业发展和养老体系建设规划》，明确了“十三五”时期促进老龄事业发展和养老体系建设的指导思想和主要任务。为了适应社会老龄化的需要，培养面向老龄服务事业第一线的高素质技能型人才，我们编写了本书。

本书的编写以培养老年健康管理的职业技能为目标，参考国家制定的健康管理师的基本要求，突出职业技能培养的特点，力求体现老年健康管理的特殊要求。全书共分为七个项目，包括老年健康管理概述、老年营养与膳食管理、老年常见疾病的健康管理及老年合理用药、老年身体活动管理、老年病的康复治疗、老年社会工作和老年护理。本书内容强调实用性和可操作性，以老年健康管理岗位的基本工作内容、基础知识以及服务流程为主线，使学习者对老年健康管理工作有一个较为全面和系统的认识；严谨性和可读性并重，论述深入浅出、清晰易懂。在编写中着重体现实践能力，理论精简，内容丰富，贴近真实工作需要，每章均设计了案例分析，以提高学生分析问题解决问题的能力。

本书有助于学习者建立老年健康管理现代理念，掌握老年健康管理的具体工作流程和工作内容，了解我国老年社会服务体系及相关制度、国内老年健康管理事业的现状和发展趋势；从多个角度帮助学习者理解和掌握老年健康管理的服务技能，对学习者职业能力培养和职业素养养成将起到重要的支撑作用，同时将为我国的老年健康管理事业储备更多专业人才发挥积极的辅助作用。

由于编者水平有限，加之时间仓促，书中难免有疏漏之处、不足之处，敬请广大读者批评指正，以期日臻完善。

编者

2017 年 10 月

目　录

项目一　老年健康管理概论

【学习目标】

1. 掌握老年的划分标准；
2. 掌握老龄化社会的科学含义；
3. 理解老化的相关机制和学说；
4. 了解我国人口老龄化的现状。

任务1　概　　述

进入21世纪，随着经济快速发展，人们生活水平不断提高，各级医疗保障落实到位，人类平均寿命日趋延长，人口老龄化已成为全社会发展的必然趋势。因此，研究老年人的健康问题，学习老年学的知识、技能，满足老年人的健康需求，维护、增进老年人身心健康，提高其生活质量，逐步实现健康老龄化，是老龄工作面临的重要课题。

一、人口老龄化的现状与趋势

（一）老年的划分

根据世界卫生组织（WHO）意见，亚太地区把60岁以上定为老年人；多数欧洲国家把65岁以上称为老年人；而我国把60～69岁定为低龄老人，70～79岁定为中龄老人，80岁以上定为高龄老人，100岁以上定为百岁老人。

（二）人口老龄化的现状与趋势

人口老龄化，又称社会老龄化，是指总人口中因年轻人口数量减少、年长人口数量增加而导致的老年人口比例相应增长的动态，包括两个含义：一是指老年人口相对增多，在总人口中所占比例不断上升的过程；二是指社会人口结构呈现老年状态，进入老龄化社会。国际上通常看法是，当一个国家或地区60岁以上老年人口占人口总数的10%，或65岁以上老年人口占人口总数的7%，即意味着这个国家或地区的人口处于老龄化社会。

发达国家比发展中国家在人口老龄化方面先行了两个世纪。在20世纪中叶，全世界老年人口一半以上生活在发达国家；而发展中国家老年人数后来居上，原因是发展中国家老年人口增长率在2%以上，大大快于发达国家。

据世界老龄人口发展趋势预测，发达国家现在已趋稳定，甚至有的国家出现人口负增长；发展中国家经过半个世纪人口激增，老年人口的增长方兴未艾。

我国在近20年时间里人口年龄变化速度很快，已进入老年型国家，因此人口老龄化问题，务必引起全社会关注。

二、老化机制及相关学说

（一）定义

衰老又称老化，分生理性衰老与病理性衰老两类，我们这里所指的是生理性衰老，是生物体自成熟期开始，随增龄发生的、渐进的、受遗传因素影响的，全身复杂的形态结构与生理功能不可逆的退行性变化，英文称为 aging，就含有"增龄""加龄"的意思。疾病或异常因素可引起病理性的衰老（senility），使衰老现象提早出现。

（二）关于衰老的生物学理论

1. 古代的衰老学说

（1）温热说　这种学说认为生命活动靠的是"温"和"热"在体内的流动，当温、热减少时，生命也就衰老了，还有人认为当机体的温、热逐渐减少时，体内的"湿"也随之逐渐减少，而"冷"和"干"则逐渐增加，从而引起衰老和死亡。

（2）"火"的学说　这种学说认为火是万物之源，生命的火是由呼吸产生的燃烧，当呼吸停止时就引起了死亡。

（3）"灯油耗竭说"　劳伦斯认为生命是油灯的火焰，当灯油减少终至耗尽，人也就衰老而死亡。

以上古代看法一直持续至20世纪初期。

2. 近代对衰老机制的衰老认识

衰老机制的研究至20世纪40年代才进入生理、生化及形成等方面系统的研究。从目前来看对衰老机制的认识各不相同，有人统计已有200种，有人则认为是有多少老年学家就有多少学说，各执一见，但归纳起来，影响较为深远的学说有以下几种：

（1）程序衰老说　此说认为衰老同发育、生长及成熟相似，都是由某种遗传程序规定，按时表达出来的生命现象，好像有个"生物钟"支配着生命现象循序展开，实验证明这个"生物钟"在细胞核内，即核内 DNA 控制着个体的衰老程序。但 DNA 如何控制衰老尚无统一认识。近来又有实验证明衰老细胞的胞膜上存在某种 DNA 抑制因子，可抑制年轻的 DNA 合成。

（2）体细胞突变说　此说认为机体的体细胞可发生突变（即基因的损伤）。可能由于环境本底的辐射作用，或拟放射性媒质在体内的积累。支持此说的实验是接受电离辐射可缩短寿命。本说有待从现代分子遗传学角度进一步检验，但无法解释那些不受放射影响的人的寿命。

（3）错误成灾说　奥格尔（Orgel）提出细胞在合成结构蛋白过程中完全有可能随机地发生错误，包括掺入氨基酸的种类或氨基酸的排列位置的错误。如果出错在与信息传递有关的 DNA 或 RNA 聚合酶，则全部产生有差错的 DNA 或 RNA，由此会导致又一轮的合成错误。如果重复，导致错误按指数增加，造成灾难，使细胞乃至个体衰老、死亡。

（4）自由基说　哈曼（Harman）认为衰老过程源于自由基对细胞及组织的毒害。在生物代谢过程中自由基不断产生，其性质十分活跃，在体内很不稳定，易与体内蛋白质、脂肪等发生反应，生成蛋白质、脂质等物质的氧化物或过氧化物，从而失去原来的作用，对自身产生损害作用，导致衰老。

（5）交联学说　布乔克斯汀（Bjoxksten）在 20 世纪 60 年代提出异常或过多的大分子交联是衰老的原因，他认为衰老是由于在蛋白质分子之间随机产生的鞣制作用架桥，细胞的酶无法将桥破坏，体内蛋白鞣制积累而导致衰老。所谓“鞣制”在化学上称作交联。该学者提出在正常代谢过程中经常会出现交联现象，随着年龄增长交联起的作用也在变化，老年胶原纤维不溶性化学稳定性增加，僵硬度也增加，促使交联随加龄而增多的体内主要因素有自由基、体外有高温等。

（6）神经内分泌说　此说认为下丘脑、垂体、肾上腺有如机体的“生物钟”，是调节衰老过程的主要场所，神经元及有关激素的功能下降，导致或调控着全身功能退行性变化。

（7）免疫衰老说　此说认为随增龄机体免疫系统功能下降，如 T 淋巴细胞功能下降，导致机体对疾病感染的抵抗力减弱，而且免疫系统的可靠性也下降，如老年人自身免疫疾病增多。

（8）细胞凋亡学说　细胞凋亡学说认为，细胞凋亡即程序化细胞死亡（programed cell death，PCD），是一种重要的生理学现象，是一个主动的、有控的、在调节机体细胞群数量上起和有丝分裂互补作用的过程。研究表明，细胞的衰老性死亡就是细胞凋亡，因此细胞凋亡与衰老密切相关，研究也表明，体内过量自由基的堆积与细胞凋亡率的上升有密切关系。

（三）老化的心理学理论

关于老化的理论有很多，观点各异，早期的老化理论大多只注重生物学观点的研究，直到 20 世纪初，才逐渐出现较完善的老化理论发展。老化的心理学理论主要解释老化过程对老年人的认知思考、智力行为和学习动机的影响。这一理论与老化的生物学理论和社会学理论密切相关，也涉及应用适应能力来进行行为控制或自我调节。老年工作者在关注人体生理功能的同时，也关注心理因素对个体的影响，因此老化的心理学理论对老年工作者特别重要。相关的主要理论有：人的需求层次理论、自我概念理论、人格发展理论和人格模式理论。

老化的心理学理论，可以指导老年工作人员不仅要关心老年人生理功能的退行性改变，而且要注意老年人的心理健康问题。这些理论可以帮助工作人员进行老年人心理健康的评估，理解老年人的特殊行为表现，处理老年人的某些心理问题，指导老年人保持心理健康、安度晚年。

（四）老化的社会学理论

这一理论主要解释社会互动、社会期待、社会制度和社会价值对老化过程适应的影响。出现在20世纪60年代的老化的社会学理论，集中研究老年人失去自己原来的角色和社会群体后，重新适应调整的过程。此阶段社会学观点的老化理论有：隐退理论、次文化理论、活跃理论、持续理论、角色理论和年龄阶层理论等。20世纪70年代，理论研究范围渐渐扩大，集中研究社会和社会结构大环境对老化过程的影响，代表理论有年龄阶层理论。近年来，主要是以探索老年人与其生理、政治及社会经济环境之间的相互关系，以及个体的生命过程对老化的影响为主。

老化的社会学理论可以帮助老年工作者将老人看成一个完整的“生活在社会环境中的人”，有助于了解社会对老年人的影响，帮助老人适应社会，适应晚年的生活状态。

任务2　老年期与人口老龄化

一、人的寿命与老年期的年龄划分

（一）人的寿命

衡量人类寿命的指标主要有两种，一是平均期望寿命，二是最大或最高寿命。

1. 平均期望寿命

平均期望寿命（average life expectancy）简称平均寿命，是指通过回顾性死因统计和其他统计学方法，计算出一定年龄组的人群能生存的平均年数。它代表一个国家或地区人口的平均存活年龄，一般常用出生时人口的平均期望寿命作为衡量人口老化程度的重要指标。这里所说的平均期望寿命强调的是从出生时所存在的生存概率，并未考虑人的实际生活质量，因此需将平均期望寿命和健康期望寿命进行区别。

2. 最大或最高寿命

最大或最高寿命（maximum life - span of human）指在没有外因干扰的条件下，从遗传学角度推算出的人类可能存活的最大年龄。科学家们采用各种方法来推测人的最高寿命，如按性成熟期的8～10倍、生长期的5～7倍，按二倍体细胞的分裂次数的2、4倍等方法，推算出人的最高寿命应该是110～175岁。但是由于受到环境、疾病等因素的影响，人的最高寿命与现实生活有一定的差距。

（二）老年期的年龄划分

影响老化的因素有很多，老化速度也有较大的个体差异，即便是同一个人，其各器官的老化程度也不是完全一致的。因此，“老年”只能是个概括的含义，人们很难准确界定个体进入老年的时间，但是为了便于进行科学研究和医疗工作，常以大多数人的变化时期为准。

1. 世界卫生组织（WHO）的划分标准

在欧美及发达国家，将65岁以上的人群定义为老年人，而发展中国家（特别是亚太地区）则将60岁以上的人群定义为老年人。

1991年WHO根据现代人生理、心理结构的变化，将人的年龄界限又做了如下新的划分：18~44岁为青年人；45~59岁为中年人；60~74岁为年轻老人（the young old）；75~89岁为老老年人（the old old）；90岁以上为非常老的老年人（the very old）或长寿老年人（the longevous）。

2. 我国对老年期的年龄划分标准

我国民间常有“年过半百”的说法，并以此作为进入老年的标志，而且还习惯以六十花甲、七十古稀、八十为耋、九十为耄代表老年不同的时期。

中华医学会老年医学学会于1982年4月建议：将我国60岁以上人群定义为老年人；老年分期标准为：45~59岁为老年前期（中老年人）；60~89岁为老年期（老年人）；90岁以上为长寿期（长寿老人）。

二、老龄化社会伴随的问题

人口老龄化、高龄化、空巢化加速的现象，将会带来一系列问题，它不仅涉及老年群体自身，而且牵涉政治、经济、法律、文化和社会发展等各个方面。人口老龄化对社会发展有积极的一面，如在“人口红利”时期的经济将呈现出投资活跃、市场规模持续扩大、劳动生产率不断提高、经济持续高速发展的局面；一定程度上有利于增加人力资本的投入，提高劳动力的素质（因人口老化与低出生率有关）；有利于老年市场的形成和老年产业的发展。但是也带来了一系列的问题。

1. 社会负担加重

人口老化使劳动力资源相对减少，必然影响到劳动生产率的提高；老年人增多使劳动人口减少，单纯消费人口增加，税收和储蓄减少；人口老化使老年人口负担系数加大，社会经济负担加重。未来我国家庭的普遍模式是4∶2∶1或4∶2∶2，1~2个成年孩子将负担6个长辈。虽然个人养老金制度的实行有助于缓解家庭负担，但来自于社会保障体系的支出仍是主要的；另外国家支付的医药费用和退休金、养老金也逐年增加。

2. 家庭养老功能减弱

随着跨地域人口流动的加剧和人口老龄化、高龄化、家庭小型化、家庭少子化的出现，传统家庭养老已面临挑战，代际之间的孝道、赡养、照料老人的观念日益淡化，家庭的养老功能不断弱化，养老负担将越来越多地依赖于社会。因此能否解决好老年人的养老保障和服务问题，关系到整个社会的发展和稳定。

3. 对老龄工作的影响

人口老龄化的加快，对老龄工作提出了更多更新的要求。尤其是发展中国家，经济基础薄弱、社区服务体制不健全、专业人员和服务资源匮乏，服务水平较低、服务项目少、覆盖面窄，不能及时满足老年人的需求。

4. 医疗护理服务亟待加强

老年人60% ~70%患有慢性病，不论是在生理还是在心理上，都存在着各种各样的问题，老年人自杀和自杀企图有50% ~70%继发于抑郁症。目前我国已有500多万老年性痴呆患者，65岁以上老年人中痴呆患病率为7.8%，年龄每增加5岁，患病几率就增长1倍。不少老年人生活无法自理。因此老年人对医疗、护理、保健、康复的需求大大超过其他人，所以开拓、发展老年人社区医疗服务和家庭护理具有十分重要的意义。

5. 老年社会问题

老年人离退休后，社会角色改变、经济收入下降、闲暇时间增多，有时会面临丧偶再婚、家庭赡养、房产纠纷等问题，如果得不到及时、合理的解决，将会影响老年人的身心健康。

三、我国人口老龄化问题的解决途径

为了解决人口老龄化带来的一系列问题，许多国家或地区都在积极探索和制定相应的对策。1982年第一次专门研究老龄化问题的世界大会在维也纳召开，大会通过了关于老龄工作的第一个指导性文件《老龄问题国际行动计划》，呼吁世界各国采取有效措施解决老龄化问题。之后相继成立了国际老龄问题研究所、世界老龄基金，通过了《联合国老年人原则》等。在我国，随着经济建设的快速发展，老龄事业得到了党中央、国务院的高度重视和全社会的关心、支持和参与。各地都成立了老龄工作机构，确定了“老有所养，老有所医，老有所为，老有所乐，老有所教，老有所学”的老龄工作目标，颁布了《中华人民共和国老年人权益保障法》和《中国老龄事业发展“十五”计划纲要》，修订了《城市道路和建筑物障碍设计规范》等相关条例，探索出了具有我国特色的人口老龄化问题的解决途径。

1. 推动经济快速发展

充分利用我国经济发展的“黄金时期”，利用我国丰富的劳动力资源，加快经济建设的步伐，为老龄化提供根本的经济保证。

2. 完善养老福利政策和社会保障制度

加大对老年人权益保障法规的宣传和执法力度，加强尊老、爱老、养老、敬老的传统道德教育和宣传，在全社会形成尊敬老年人的良好道德风气；尽快完善有关政策，多渠道筹措资金，发展养老福利事业，进一步建立和完善以社区为中心的老年服务福利设施；改革社会保障制度，扩大社会保障的覆盖面，尽快建立农村养老制度，进一步建立和完善适合城乡老年人口的社会养老保障体系，提高老年人口的社会保障水平。

3. 健全老年人医疗保健防护体系

加强基层服务网络建设，健全社区卫生服务体系和组织，大力培养老年保健专科护士，完善社区和家庭医疗保健与护理服务功能，在城镇职工和城镇居民医疗保障制度的基础上，指导和完善农村合作医疗制度，妥善解决老年人“看病难，看病贵”的问题。

4. 转变传统的养老观念，采取多种形式的养老服务

积极开发老年人力资源，开拓老年人的就业市场，帮助老年人提高自我养老能力，巩固居家养老，大力发展社区养老和机构养老服务，完善社会养老服务体系，满足老年人的需求。

5. 逐步实现健康老龄化

要逐步实现健康老龄化，在妥善解决老年人物质生活的同时，强调并重视老年人的文化素养，促使老年福利、老年教育、老年文化、老年体育等事业的发展，使老年人病而不残，残而不废，拥有较高的生活质量。

四、国家和政府在老龄社会中的作用

1. 建立保障老年人权益的法规

我国《宪法》对老年人应享有的权益做了原则规定，1996 年 10 月，我国颁布实施《中华人民共和国老年人权益保障法》。该保障法明确指出：“老年人有从国家和社会获得物质帮助的权利，有享受社会发展成果的权利”。根据这一基本精神，老年人受保障的权益有如下具体内容：

第一，老年人在家庭生活中的权益应受保障。

第二，老年人在社会生活中的权益应受到保障。

第三，保障老年人参与社会发展的权利。

2000 年 8 月，中共中央国务院发出《关于加强老龄工作的决定》，号召全党全社会从改革、发展、稳定的大局出发，高度重视和切实加强老龄工作，发展老龄事业，大力营造全社会敬老、养老、助老风气。

2. 建立与完善老年社会保障制度

社会保障的范畴一般包括社会保险、医疗保险、社会养老保险制度、困难户“五保”制度、退休、救助和社会福利以及社会优抚。1979 年我国颁布了《国务院关于安置老弱病残干部的暂行办法》和《国务院关于工人退休退职的暂行办法》。对城乡生活的老人实行社会救济制度。在我国城镇和乡村，由政府对丧失

能力，无依无靠的老年人实行“五保”制度。“五保”即：保吃、保住、保医、保葬、使困难老年人的基本生活得到保证。

3. 建立与完善老年健康保障制度

（1）发展老年人保障制度的必要性。

（2）国外发展老年健康保障的基本经验。

（3）我国老年医疗保健制度改革的基本情况。

①公费医疗负担过重，增长速度过快，成为影响老年医疗保障的不利因素。

②老年医疗保障总体上仍处于较低水平，多数老年人未能受到医疗保障的有效保护（70%老人在农村）。

③医疗保障制度造成的医疗资源分配和利用上的不合理，对老年人的负面影响最为突出。

4. 发展老年医疗保健和社会服务体系

各级政府增强对老龄工作的职能，从财政税收中列出专项资金以保证实现老年人福利社会化。我国今后发展老年福利政策的方向应从以下几方面考虑：

（1）适当增加老年人的社会福利，从财政税收中列出专项资金以保证实现老年人福利社会化。

（2）我国老年福利工作更应注重与家庭养老相结合。

（3）通过立法和政策，推动基层社区的老年福利设施的建设。

（4）老年福利与老年扶贫工作相结合。

（5）很多福利机构可考虑半福利、半市场的运转方式。薄利经营，由国家和社会给以一定的资助，使其能够发展下去。

老年人是社会的重要组成部分，在中国革命和建设事业中，他们做出了重要贡献。满足广大老年人日益增长的物质和文化生活需求，让老年人共享经济建设和社会发展的成果，是建设社会主义和谐社会的需要。在社会主义市场经济条件下，弘扬中华民族传统美德，形成敬老、养老、助老以及代际和谐的良好社会风尚，是社会主义精神文明建设的一项重要内容。要做好老年服务工作，首先要了解老年人。了解老年人的生理特点、心理状态以及老年的需求，特别是老年人对健康的渴望与追求。

【案例】

截至2014年年底，我国60岁以上老年人口已经达到2.12亿，占总人口的15.5%。据预测，21世纪中叶我国老年人口数量将达到峰值，超过4亿，届时每3人中就会有一个老年人。民政部部长、全国老龄办主任李立国表示，我国空巢和独居老年人近1亿人，60岁以上失能半失能老年人约3500万人，要把帮扶困难老年人作为发展老龄事业的重中之重。

全世界老年人口超过1亿的国家只有中国。2亿老年人口数几乎相当于印尼的总人口数，已超过了巴西、俄罗斯、日本等人口大国的人口数。如果作为一个国家的总人口数，也能排世界第四位。预计2033年前后将翻番到4亿，到2050年左右，老年人口将达到全国人口的三分之一，“银发潮”将对我国的经济、社会、政治、文化发展产生深远的影响。

据中国社会科学院及社会科学文献出版社联合发布的《社会蓝皮书：2014年中国社会形势分析与预测》，“失能老人”的总数已经超过3700万人。未来几十年里，老龄化浪潮将会席卷中国，60岁以上老年人口所占比例将会迅速提高。根据国家统计局数据，截至2016年年底我国60周岁及以上人口2.3亿人，占总人口的16.7%；65周岁及以上人口1.5亿人，占总人口的10.8%。预计到2020年，全国60岁以上老年人口将增加到2.55亿人左右，占总人口比重提升到17.8%左右。2012年和2013年是中国人口老龄化发展中形成的第一个老年人口增长高峰。2005年，相对每100名适龄工作成年人，仅有16名中国老年人。这一老年抚养比到2025年将会翻番到32%，到2050年会再翻一番，达到61%。到2050年时，将会有4.38亿中国人年龄达到或超过60岁，其中1.08亿人超过80岁，2050年劳动者的负担将增长3倍。蓝皮书显示2012年和2013年是中国人口老龄化发展中形成的第一个老年人口增长高峰。2013年老年人口数量将达到2.02亿，老龄化水平达到14.8%，是劳动年龄人口进入负增长的历史拐点，推动人口机会窗口逼近关闭，老年抚养比从2012年的20.66%上升到2013年的21.58%。

蓝皮书介绍，由于人口老龄化超前于现代化，“未富先老”和“未备先老”的特征日益凸显。老年人面临诸多问题和困难，2012年全国约有2300万老年人属于贫困和低收入者。城镇老年人口的宜居环境问题十分突出，七成以上的城镇老年人口居住的老旧楼房无电梯，高龄、失能和患病老年人出行困难。2012年农村留守老年人已达5000万人。高龄、失能和患病老年人的照料护理问题，已经引起社会各界的普遍关注。

问题：结合材料里所讲的情况，联系实际，谈谈如何应对人口老龄化的难题。

【思考与练习】

1. 人口老龄化的科学含义是什么？
2. 根据WHO的标准，如何划分老人年龄？
3. 我国人口老龄化问题的解决途径有哪些？

项目二　老年营养与膳食管理

【学习目标】

1. 掌握老年的营养需求；
2. 掌握老年的膳食要点及膳食指南；
3. 了解我国老年的营养现状。

任务1　老年营养现状

随着经济的发展和居民收入的增多，人们的膳食结构及生活方式发生了剧烈的变化。因营养问题导致的慢性疾病越来越多，已经成为人们丧失劳动能力和死亡的重要原因。据卫生部门统计，我国每年300万人死于慢性病，已占全部的70%以上，老年人是慢性病群体的主要人群，他们的营养现状已成为社会关注的热点问题。

目前，我国居民膳食结构不合理的现象十分严重，如谷类食物的消费持续降低，精制食物、高热量、高脂肪食物的量增多，蔬菜水果、粗粮摄入不足，尤其是维生素A、维生素B_2、钙、锌等不能满足老年人营养需要。此外，衰老引起生理及各器官功能减退、疾病困扰以及生理心理适应能力的改变等原因，我国老年的营养、健康情况不容乐观。主要表现为：一是营养不良与摄入过剩现象并存，老年人营养不良发生率平均为12.4%，贫血患病率高达19.6%，明显高于其他人群。二是膳食相关慢性病高发。三是退行性疾病发生率增加与营养失衡及抗氧化营养素摄入不足相关。

目前，我国正处于预防营养相关疾病的最佳时期，更应充分认识饮食营养保健的重要作用，及早熟悉，及早干预营养问题。

任务2　老年营养需求

一、热能和体重

老年人因基础代谢率降低、活动量减少以及体内脂肪组织比例增加，所以所需热能较中青年人低。因此每日膳食总热量的摄入量应适当降低，以免过剩的热能转化为脂肪贮存体内引起肥胖。

热能的摄入量应随年龄增长而逐步减少，如40～49岁较青年时期减少5%，50～59岁减少10%，60～69岁减少20%，70岁以上减少30%，但是如果活动量未减少可保持原来的能量摄入。一般而言，每日热能摄入6.72～8.4MJ（1600～2000kcal）即可满足需要，体重55kg每日只需摄入热能5.88～7.65MJ（1400～1800kcal）。

老年人能量控制是否恰当，可看体重变化，将自己的体重控制在标准体重的±10%以内为正常，最好保持在年轻时的体重。能量过多，易变成脂肪贮存在体内，致使肥胖，会加重心脏负担，导致老年性疾病的发生，如高血压、动脉粥样硬化、冠心病、糖尿病等。鉴于老年人消化吸收能力弱的生理特点，膳食总量不宜过多。但如果能量不足，会使体重下降、消瘦、免疫力下降，易患呼吸道感染等疾病，所以能量的摄入要保持适中，要经常保持在平衡状态，这样对身体才有益。

二、对蛋白质的需求

人体衰老的过程中，由于蛋白质以分解代谢为主，合成代谢逐渐缓慢，从食物中摄入的蛋白质利用率降低，往往呈负氮平衡。此外，老年人肝肾功能下降，对蛋白质代谢产物的代谢能力下降，必需氨基酸的消耗相应增加。因此，老年人要适当多吃富含蛋白质的食品，尤其是富含优质蛋白的食物，如牛奶、鱼、肉及豆制品等，这些动物性食品中的蛋白质和大豆类蛋白质均为优质蛋白质。

对于蛋白质摄入量，每天的摄入量为每千克体重1.27g左右，一般可按成年人供给标准即可，每日总量为60～70g，到70岁后可适当减少。一般认为，老年人膳食中优质蛋白质应占总蛋白质的1/3～1/2为宜。老年人优质蛋白质的供给不能低于40g/日。蛋白质代谢后会产生一些有毒物质，老年人肝肾功能减退，清除这些有毒物质的能力降低，在食物蛋白质的供应方面，应该是量少而质优。如果蛋白质摄入过多，代谢后的有毒产物不能及时排除，反而影响身体健康。一般来说，老年人蛋白质的摄入量应占饮食总热量的10%～15%。

三、对脂类的需求

老年人由于胆汁、胰脂肪酶分泌减少，脂酶活力下降，所以对脂肪的消化吸收与合成降低，高脂膳食易引起或加重老年性疾病，因此，应当减少脂肪的摄入。

在脂肪供给时，饱和脂肪酸和不饱和脂肪酸的比例应适当，或者说不饱和脂肪酸应相对多些，可以适当吃一些植物油。但是如果不饱和脂肪酸过多易发生脂肪氧化产生过氧化物而出现老人斑，也称褐色素。现已确认老年色素是各种细胞膜中不饱和脂肪酸氧化产物，老人斑是一种不能被细胞清除的细胞废物，有碍于细胞的正常功能。

由于老年人脑细胞易于退化，必须供给充足的必需脂肪酸（来自植物油）。因此老年人应适量的补充抗氧化营养素，如维生素C、维生素E。胆固醇应控制在<300mg（一个鸡蛋）。

老年人一般每日膳食中脂肪占总能量的20%～30%为宜，应控制在下限值，在分类组成方面，由多不饱和脂肪酸、单不饱和脂肪酸、饱和脂肪酸提供的能量分别占每日总能量的8%～10%、10%、6%～8%为宜。

四、碳水化合物

老年人由于糖耐量低，胰岛素分泌减少，而且对血糖的调节作用减弱，因此易发生血糖增高甚至糖尿病。过多的碳水化合物摄入可能与动脉粥样硬化等心血管疾病的发病率有关，过多的糖会在体内转化为脂肪，使血脂升高。因此，老年人的膳食中不宜多摄入碳水化合物，特别是含纯糖（蔗糖、葡萄糖等）的食品。

可以适当增加水果和蜂蜜的摄入。水果和蜂蜜中含有较多的果糖，果糖易被人体吸收利用，又能合成氨基酸，而且转变成脂肪的可能性很小，是较为理想的食物来源。为防止老年人便秘，每天应摄取富含纤维素（6～8g）的食品，因此要多吃新鲜的蔬菜和水果，以促进胃肠蠕动，预防便秘。

老年人摄取的碳水化合物所产生的能量以占总热能的55%～65%为宜。不要一次摄取太多，要分配到各餐中，每餐都有一定量的蛋白质和脂类，以防血糖过高。有人认为在蛋白质摄取相同的条件下，摄取糖少者长寿。

五、矿物质与微量元素

矿物质不仅是构成骨骼、牙齿的重要成分，还可调节体内酸碱平衡，维持组织细胞的渗透压，维持神经肌肉的兴奋性，构成体内一些重要的生理活性物质，如血红蛋白、甲状腺素等，具有十分重要的作用。老年人由于生理功能减弱，如消化功能、肝脏造血功能、肾功能减弱等，对矿物质的吸收能力也差，因而易引起某些元素的不足或缺乏，最明显的是钙、铁等元素。

1. 钙

老年人摄入的食物量减少，加上对钙的吸收能力降低，吸收率一般在20%以下，故易引起负钙平衡；老年人活动减少，可降低钙在骨骼中的沉积；户外活动也少，接受紫外线照射少，因此合成维生素D少，也因此易发生骨质疏松症。特别是妇女，由于更年期激素分泌减少、骨密度降低，到更年期后期丢失更严重，因此骨质疏松症的发生率很高，自发性的腰、胸、股骨颈骨折较多见，一般老年人都有腰腿痛、脊柱变形、身子变矮等，这些都说明骨质在变化。

所以老年人应该多到户外活动，要多晒太阳，并保证每日的膳食中供给足够的钙，高钙膳食还可防治高血压，对心血管系统是有好处的。最好是每餐都有一点牛奶，因为牛奶不仅含钙高，而且牛奶中的钙较其他食物中的钙好吸收。钙的良好来源：奶与奶制品、炸小枯鱼、干果、芝麻及芝麻酱、海菜、发菜、豆与豆制品及某些蔬菜（萝卜、白菜等）。我国营养学会推荐成人每日膳食钙的供给量为800mg，可满足老年人的基本需求。

2. 铁

老年人胃肠功能减退，造成对铁的吸收变差；循环系统功能减退，许多重要器官血流减少，细胞中血流速度和血流量都降低，造血功能衰退，血中红细胞含量减少，因此出现缺铁性贫血。对于老年人来说应多吃含铁高且吸收利用高的食物，可防止老年性贫血和强化血液循环系统功能。

铁的良好食物来源：动物肝脏、动物全血、瘦肉、鱼类、豆类、某些蔬菜（菠菜、白菜秧、韭菜等）；铁的强化食品（酱油、盐、饼干等）。但是铁不能摄入过多，铁过多会在肝、胰、淋巴结等处沉积，导致肝硬化和糖尿病；实验证明铁过多还可诱发癌症（动物）；乱用铁剂补血会带来危害，所以如果不是因缺铁引起的贫血，要慎用铁剂。我国营养学会推荐老年人膳食铁的供给量为每日12mg。

3. 锌

锌是一种抗氧化营养素，能增强免疫功能，可以保护自由基引起的损伤，因此可以延缓衰老。锌也是老年人容易缺乏的微量元素，老年人如果味觉差可能是因为缺锌。一般认为，高蛋白食物含锌量较高，而海产品（牡蛎、赤贝等）是良好的来源，肉蛋奶次之，口蘑、香菇锌含量较高，蔬果锌含量不高。我国建议供给量为每日15mg。

4. 其他微量元素

（1）铬　对防治糖尿病和动脉粥样硬化有积极的作用，50μg/d。

（2）硒　清除自由基、保护细胞膜、抗衰老、抗肿瘤等方面都有作用。50μg/d。

（3）氟　对老年人预防骨质疏松，保护牙齿健康有一定的意义。因此老年人喝点淡茶不仅对牙齿和骨骼有益，而且具有抗氧化的作用。

六、维　生　素

维生素作为一类微量营养素对老年人来说是十分重要的。充足的维生素对于调节体内代谢和增强抗病能力具有重要的作用。老年人由于牙齿脱落咀嚼功能下降、胃肠道功能减退等，使蔬果食用量受到限制。此外，食物烹饪过烂也会导致维生素的缺乏，因此，老年人容易出现维生素缺乏症，应多食用富含各种维生素的食品或维生素补充剂。

（1）维生素 A　可增强上皮细胞的抗御能力，抗自由基损伤。胡萝卜素有很好的抗氧化作用，可延缓衰老等。

（2）维生素 E　有抗脂肪氧化作用，具有遏制脂褐质过早出现、增强免疫力、抗衰老等作用。

（3）维生素 D　帮助钙吸收，抗骨质疏松。

（4）维生素 C　可防治多种疾病，延缓血管硬化，抗自由基损伤。

（5）维生素 B_6、维生素 B_{12}、叶酸　使机体中氨基酸代谢恢复到正常水平，可延缓衰老过程，对养生有极大补益。

对于老年人来说，维生素的供给应充足，膳食中应有丰富的新鲜蔬菜（叶菜）和各种新鲜水果，一定量的粗粮、鱼、豆类和瘦肉。

七、水和电解质

1. 水

适量的水有利于防止便秘，也有利于肾脏清除代谢废物，还可预防结石的形成。饮水量按 30mL/kg 体重，60kg 的人为 1800mL，故认为一般饮水量可控制在 2000mL 左右。为了给老年人适当补水，可增加汤羹等食品，既易于消化又可补充水分。有些老年人有大量饮水的习惯，可适当减少，因大量水分会增加心脏和肾脏的负担，有害健康，也影响营养素的吸收利用，最好不要一次饮水太多，可少量多次饮水。

2. 电解质

主要是控制食盐的量（NaCl），Na^+ 过多影响副肾皮质激素等内分泌激素的调节作用，从而增加血管的抵抗力，而致高血压。实际上每日供给 NaCl 2 ~ 5g 就可满足需要，最多不超过 10g，如用酱油 2g、NaCl 10mL 等调味品时就要适当减少用量。

任务 3　老年膳食要点

老年人膳食要点应以成年人的均衡饮食为基础，注意食物的种类与烹调方式，以配合老年人的生理状况、生活环境和营养需要。老年人的味觉、食欲和消化功能差，所以对膳食的要求较高、较讲究，摄入过多或过少都会产生相应的疾病，因此要使老年人健康长寿，在膳食方面必须注意以下几点：

一、食物营养要符合平衡膳食的原则与要求

根据老年人生理特点，应该是低热能、充足的蛋白质、少量的脂肪、多种维生素和无机盐的平衡膳食。热能的供给应以维持标准体重为原则，体重偏轻则适当增加热能，超标者应控制进食量（主要是限制油脂和糖的食用）。

二、食物多样化

食物的种类很多，但不同的食物其成分含量不同，因此多样化的食物可使其成分在体内互相补充，充分发挥其生理作用。切忌偏食，要注意：

（1）粗细粮搭配。

（2）常吃杂豆（红豆、绿豆、豇豆等）。

（3）常吃大豆及其制品。

（4）尽量养成喝牛奶的习惯。

（5）适当使用畜、禽、鱼、虾。

（6）有限度地吃蛋。

（7）蔬菜要吃够。

（8）多吃坚果与鲜果。

（9）少吃油盐糖酒、咖啡、浓茶及添加色素的食品。

总之，老年人的膳食应尽量按一定比例进食各种食品，更有利于健康。

三、食物烹调要适合老人特点

因老年人消化功能差，牙齿不全，咀嚼能力差，因此食物的烹饪加工应软、烂、易嚼易咽、易消化。但烹饪时应最大限度地保留食物的营养，这对老年人改进营养状况是非常重要的，如粮食不宜过于精细，烹饪温度不宜过高，浸泡时间不宜太长（但农药及其他污染也很严重，是值得注意的）。

四、饮食应有节制、有规律

老年人的饮食应定时定量、不过饥过饱、不过冷过热、不暴饮暴食；避免每日饮酒和睡前饮酒（切忌烈性酒），可偶尔喝点葡萄酒；食物不宜过咸、不宜饮浓茶、宜清淡、不过多摄取动物性脂肪和糖等。人们常说："老小老小越老越小"，人老了嘴也馋，往往喜欢油煎油炸和肥肉厚油食品，有的老年人爱吃甜食和糖，这对老年人的健康是不利的，尤需注意。如果老年人嗜好发生改变，如想吃甜的或咸的食物，这可能是糖尿病或肾病的征兆，要引起注意。

五、中国老年膳食指南

中国居民膳食指南 2016 版为：①食物多样，谷类为主；②吃动平衡，保持健康体重，塑造美好生活；③多吃蔬果、奶类、大豆；④适量吃鱼、禽、蛋、瘦肉；⑤少盐少油，控糖限酒；⑥杜绝浪费，兴新食尚。

老年人膳食指南在此基础上，补充以下 4 条内容：①少量多餐细软，预防营养缺乏；②主动足量饮水，积极户外活动；③延缓肌肉衰减，维持适宜体重；④摄入充足食物，鼓励陪伴进餐。

任务4 老年营养处方

一、老年营养处方制定的分类与原则

老年营养处方的制定遵循“全面、均衡、适量的营养”的基本原则。根据老年人的营养需求，可分为健康营养处方和治疗营养处方两种。健康营养处方需根据个人信息如年龄、性别、身高、体重和劳动强度等，对照每日营养素摄入量标准设计营养食谱，按食物名称查询营养素含量并与每日营养素对比，对照每天所摄入食物营养是否科学合理。治疗营养处方，需根据老年人疾病类别、疾病名称、饮食原则、食物选择来制定营养处方，在比较营养素摄入量时，需考虑是否符合疾病的需求，是否有利于疾病的康复。

老年人在制定营养处方前，应充分了解自己的营养状况、健康情况及营养摄入的要求，按照当前身体的实际情况进行设计，并制定符合身体情况的营养处方。还应该结合现病史、既往史、营养史、有无药物和食物过敏史等综合考虑。

根据不同疾病的要求，营养处方必须符合治疗原则和饮食营养需要，以及食品卫生的规定。例如，对于高血脂老年人，在设计营养膳食时，既要控制胆固醇含量高的动物性蛋白质即动物性脂肪的摄入，还必须补充一定量的豆类蛋白质和植物性脂肪以满足机体需要。

二、营养处方的餐次设计

在营养膳食餐次设计方面，普通饮食每天宜3餐，早餐25%～30%，午餐40%，晚餐30%～35%。如果是软食，每天宜4～5餐，半流食饮食宜每天5～6餐，流质饮食宜每天6～7餐。针对疾病老年人，营养膳食需计算总热量、葡萄糖、氨基酸、维生素、矿物质及微量元素等营养素的用量及比值。

三、营养处方的特点与作用

（1）营养处方的制定首先应因人而异，针对不同老年人的身体条件、健康情况、疾病基础，应进行不同食物的选择，并通过蒸、煮或炖等烹饪方法的选取，把营养膳食变得更适合老年人个体情况。例如，对于患有消化道溃疡的老年人，应给予少食物纤维的饮食，采用切碎、煮烂等方式，使其更容易消化吸收，从而有利于溃疡面的愈合。而针对便秘的老年人，应多摄入含有膳食纤维的食物以促进胃肠蠕动，利于排便。相同之处在于，老年人饮食应尽量软、细并容易消化吸收。

（2）营养处方应发挥饮食的治疗作用，不仅含有齐全的营养成分，配方色、香、味俱全，满足老年人每日基本营养能量需求，促进食欲与身体健康。同时，根据疾病的生理病理特点，制定不同的饮食配方，以达到辅助治疗的目的，增强机体的抵抗力，促进组织修复与代谢，改善营养不良或不均衡的现象。

（3）合理的营养处方有利于减轻脏器负荷和延缓疾病的发展。如糖尿病患者，由于胰岛素分泌绝对或相对不足引起体内碳水化合物、蛋白质、脂肪等营养素代谢紊乱，可通过控制碳水化合物摄入总量和品种，调整营养素比例，减轻胰岛的负荷，从而有利于预防疾病。

（4）营养处方案例

①糖尿病患者的营养处方案例。

冬瓜鸭：冬瓜500g，老鸭400g，香菇10个，陈皮3g。先将老鸭放于油锅煎炒至香，用葱、姜调味，而后加水、香菇、陈皮煮熟煮烂。食鸭喝汤。适用于糖尿病阴虚口渴，或伴血压高者。

山药粥：生山药60g，大米60g，先煮米为粥，山药为糊，用汤匙揉碎，放入粥中食用。适用于糖尿病腰酸乏力、便溏者。

②60岁男性，轻体力劳动者的营养处方。

早餐：馒头（标准粉40g），牛奶250g，煮鸡蛋45g。

午餐：米饭（大米100g），炒菜（猪肉25g，菜花100g，油麦菜100g，粉条20g，植物油10g，酱油、盐适量）。

晚餐：米饭150g，炒胡萝卜（肥瘦猪肉10g，胡萝卜50g，植物油10g，酱油、盐适量），紫菜汤（紫菜15g，鸡汤、盐适量）。

晚点：橘子50g。

以上食谱能量2000kcal，蛋白质71g，其他营养素基本符合老年人营养标准的要求。

【案例】

请根据老年人营养需求，制定普通老年人的相关食物种类及数量？

【思考与练习】

1. 老年人对于热能、蛋白质、脂肪等各种营养素的营养需求是什么？
2. 中国老年膳食要点与膳食指南有哪些？

项目三　老年常见疾病的健康管理及老年合理用药

> **【学习目标】**
>
> 1. 分别掌握慢性阻塞性肺疾病、原发性高血压、冠心病、脑血管病、糖尿病、骨质疏松的危险因素和健康管理策略；
> 2. 掌握老年的用药原则，生理、病理和心理特点；
> 3. 了解药物在体内代谢过程、老年用药现状。

任务1　慢性阻塞性肺疾病

慢性阻塞性肺疾病（Chronic Obstructive Pulmonary Disease，简称慢阻肺，COPD），是一种以持续性气流受限为特征的慢性呼吸系统疾病。其气流受限不完全可逆，呈进行性发展，与气道和肺脏对有害气体或有害颗粒的异常炎症反应有关。COPD是老年人常见、多发的慢性呼吸系统疾病，具有高致残率和高致死率，并给患者及家庭、社会带来沉重的负担，故应积极预防和及早治疗。

因老年人随着年龄的增长，鼻毛脱落、变短，总量变少，鼻黏膜萎缩；削弱了鼻的生理防御功能，细菌容易侵袭呼吸道，增加感染机会，且感染易向下延伸。肺逐渐老化，换气功能下降，肺活量较青壮年时期减少了40%～50%，肺泡残余气体大大增多，影响了呼吸的“效率”，故老年人呼吸道反复感染容易罹患COPD。

一、临床表现

（一）主要临床症状

（1）慢性咳嗽　初起咳嗽呈间歇性，晨起明显，以后早晚或整日均有咳嗽，夜间有阵咳或排痰。少数病患咳嗽不伴咳痰，另有极少数虽有明显气流受限但无咳嗽症状。

（2）咳痰　咳嗽后通常带少量痰，一般为白色黏液或浆液性泡沫痰，在清晨较多。急性发作时痰量增多，常有脓性痰。

（3）气短或呼吸困难　这是COPD的标志性症状。呈进行性、持续性，早期仅于劳力时出现，后逐渐加重，以致日常活动甚至休息时也感气短。

（4）喘息和胸闷　部分患者特别是重度患者有喘息，胸部紧闷感通常于劳力后发生，与呼吸费力、肋间肌等容性收缩有关。

（5）其他症状　晚期患者常有体重下降、食欲减退、外周肌肉萎缩、精神抑郁和（或）焦虑等，合并感染时可咳血痰或咯血。少数病患仅有不可逆气流受限改变而无慢性咳嗽、咳痰症状。COPD 主要并发症或死亡原因为肺源性心脏病、呼吸衰竭。

（二）体征

COPD 的影响主要是肺部体征的变化。早期体征可无异常，晚期肺部体征主要表现在以下几个方面：①视诊及触诊：胸廓前后径增大，剑突下胸骨下角增宽（桶状胸）。部分患者呼吸变浅，频率增快，严重者可有缩唇呼吸等，触觉语颤减弱。②叩诊：肺部过清音，心浊音界缩小，肺下界和肝浊音界下降。③听诊：两肺呼吸音减弱，呼气延长，少数病患可闻及干性啰音和（或）湿性啰音。

（三）鉴别诊断

支气管哮喘和 COPD 都是慢性气道炎症疾病，但两者发病机制不同。COPD 气流受限不完全可逆，而大多数哮喘气流受限具有显著的可逆性。

慢性支气管炎是指在除外慢性咳嗽的其他已知原因后，患者每年咳嗽、咳痰 3 个月以上，连续 2 年的。

肺气肿则指肺部终末细支气管远端气腔出现异常持久的扩张，并伴有肺泡壁和细支气管的破坏而无明显的肺纤维化。如患者只有“慢性支气管炎”和（或）“肺气肿”，而无气流受限，可视为 COPD 的高危期。但当这两者肺功能检查出现气流受限、并且不能完全可逆时，则能诊断 COPD。

已知病因或具有特征病理表现的气流受限性疾病，如肺囊性纤维化、弥漫性泛细支气管炎以及闭塞性细支气管炎等也不属于 COPD。

二、流行病学现状

COPD 在世界范围内常见多发，并呈逐年增高趋势。“全球疾病负担研究项目（The Global Burden of Disease Study）”估计 2020 年慢阻肺将位居全球死亡原因的第 3 位。而我国 7 个地区 2045 名成年人流行病学调查显示，40 岁以上人群的慢性阻塞性肺疾病（COPD）患病率为 8.2%。

我国 COPD 的流行病学特点有：①COPD 发病率和死亡率随年龄增长而增长。②发病率和死亡率逐年升高。③发病率和死亡率农村地区明显高于城市地区。资料显示，我国呼吸病（其中主要是 COPD）死亡率城市占第 4 位（为 13.89%），农村居第一位（为 20.04%）。④地区分布上，北方地区高于南方地区，地处寒冷的东北、华北和西北地区 COPD 发病率及死亡率明显高于华东、华南地区。

三、危险因素及风险评估

（一）危险因素

1. 个体因素

COPD 是遗传因素、表观遗传、环境因素相互作用的多基因疾病，有家族聚集倾向。遗传因素可增加慢阻肺发病的危险，已知 α_1 -抗胰蛋白酶缺乏与非吸烟者的肺气肿形成有关。哮喘和气道高反应性是慢阻肺的危险因素，气道高反应性可能与机体某些基因和环境有关。

2. 环境因素

环境因素中，最主要的危险因素是吸烟、空气污染和反复的呼吸道感染。

（1）吸烟　吸烟是慢阻肺已知危险因素中最重要的。烟草中含焦油、尼古丁等化学物质，能使支气管上皮纤毛变短、不规则，纤毛运动发生障碍，降低局部抵抗力，削弱肺泡吞噬细胞的吞噬、灭菌作用，又能引起支气管痉挛，增加气道阻力。吸烟者肺功能一秒钟用力呼气容积（Forced expiratory volume in one secend，FEV_1）年下降率快于非吸烟者。被动吸烟同样能增加发生 COPD 的危险，孕妇吸烟可能会影响胎儿肺脏的生长及其在子宫内的发育，并对胎儿的免疫系统功能有一定的影响。

（2）空气污染　空气污染中的生物燃料化学气体（如氯、氧化氮、二氧化硫等）对支气管黏膜有刺激和细胞毒性作用。空气中的烟尘或二氧化硫明显增加时，COPD 急性发作显著增多。其他粉尘如二氧化硅、煤尘、棉尘等也刺激支气管黏膜，使气道清除功能遭受损害，为细菌入侵创造条件。大气中直径 2.5 ~ 10μm 的颗粒，即 PM2.5 和 PM10 可能与慢阻肺有一定关系。此外，COPD 的危险因素还可能与生物燃料有关，如柴草、木头、木炭、庄稼秆和动物粪便，及烹调时产生的大量油烟和燃料产生的烟尘。

（3）职业性粉尘和化学物质　当职业性粉尘及化学物质（烟雾、过敏源、工业废气及室内空气污染等）的浓度过大或接触时间过久，均可导致 COPD 发生。某些特殊的物质、刺激性物质、有机粉尘及过敏源也能使气道反应性增加。

（4）呼吸道感染　呼吸道感染是 COPD 发病和加剧的一个重要因素，病毒感染和（或）细菌感染是 COPD 急性加重的常见原因。有研究表明儿童期重度下呼吸道感染与成年时肺功能降低及呼吸系统症状的发生有关。

（5）社会经济地位　COPD 发病与患者的社会经济地位相关，居住环境、营养状况等都与社会经济地位差异有内在联系。营养状况可以影响肺功能及患 COPD 的倾向，营养不良特别是儿童期营养不良增加 COPD 发生几率。胎儿在子宫内 16 周后为肺发育的重要时期，此期可影响成年后的肺功能，出生时体重与成年后 FEV1 值有关系，故低体重指数与慢阻肺的发生成反比，也与慢性支气管炎的病死率成反比。

（二）风险评估

1. 高危人群的评估

高危人群是 COPD 预防重点，早期诊断是早期治疗的前提。具有下列一项及以上危险因素者，视为高危人群：长期吸烟者、职业暴露者、慢阻肺家族史、慢性咳嗽、咳痰者、出生时低体重儿、儿童时期严重的呼吸道感染及其他呼吸系统疾病、营养不良者、反复下呼吸道感染者。

对有危险因素的成年人，通过普查和定期健康体检及早进行常规肺功能测定，从而早期发现肺功能损害的 COPD 患者。作为 COPD 诊断的金标准，肺功能检查是 COPD 诊断、严重程度、预后、疗效评价的主要指标，不完全可逆的气流受限是 COPD 诊断的必备条件。

2. COPD 的综合评估

COPD 诊断主要依据病史和症状。COPD 评估是根据患者的临床症状、急性加重风险、肺功能异常的严重程度及并发症情况进行综合评估，其目的是确定疾病的严重程度，包括气流受限的严重程度、患者的健康状况和未来急性加重的风险评估。

（1）症状评估　建议采用改良版英国医学研究委员会呼吸问卷和慢阻肺患者自我评估测试问卷对病患呼吸困难严重程度进行评估（表 3－1、表 3－2）。

表 3－1　改良版英国医学研究委员会问卷

呼吸困难评价等级	呼吸困难严重程度
0 级	只有在剧烈活动时感到呼吸困难
1 级	在平地快步行走或步行爬小坡时出现气短
2 级	由于气短，平地行走时比同龄人慢或者需要停下来休息
3 级	在平地行走 100m 或数分钟后需要停下来喘气
4 级	因为严重呼吸困难而不能离开家，或在穿脱衣服时出现呼吸困难

表 3－2　慢阻肺患者自我评估测试问卷/分

我从不咳嗽	1	2	3	4	5	6	我总是在咳嗽
我一点痰也没有	1	2	3	4	5	6	我有很多很多痰
我没有任何胸闷的感觉	1	2	3	4	5	6	我有很严重的胸闷感觉
当我爬坡或上 1 层楼梯时，没有气喘的感觉	1	2	3	4	5	6	当我爬坡或上 1 层楼梯时，感觉严重喘不过气来
我在家里能够做任何事情	1	2	3	4	5	6	我在家里做任何事情都很受影响
尽管我有肺部疾病，但对外出很有信心	1	2	3	4	5	6	由于我有肺部疾病，对离开家一点信心都没有
我的睡眠非常好	1	2	3	4	5	6	由于我有肺部疾病，睡眠相当差
我精力旺盛	1	2	3	4	5	6	我一点精力都没有

注：数字 0～6 表示严重程度，请标记最能反映你当前情况的选项，在数字上打 ×，每个问题只能标记 1 个选项。

（2）急性加重风险评估　临床上评估 COPD 加重风险的方法有 2 种：第一种，最常用的方法是气流受限分级的肺功能评估法，即气流受限分级Ⅲ级或Ⅳ级表明具有高风险；第二种，根据患者急性加重的病史进行判断，上 1 年发生≥2 次急性加重史者，或上 1 年因急性加重住院 1 次，表明具有高风险。

（3）肺功能评估　根据气流受限的程度进行肺功能评估，即以 FEV_1 占预计值% 为分级标准。慢阻肺的气流受限肺功能分级分为 4 级（表 3－3）。

表 3－3　　气流受限严重程度的肺功能分级

肺功能分级	气流受限程度	FEV_1 占预计值/%
Ⅰ	轻度	≥80
Ⅱ	中度	50～79
Ⅲ	重度	30～49
Ⅳ	极重度	<30

注：为吸入支气管舒张剂后的 FEV_1 值。

临床上将 COPD 分期为急性加重期、稳定期。从症状评估、肺功能分级和急性加重的风险指标进行 COPD 综合评估，目的是改善 COPD 的疾病管理（表 3－4）。

表 3－4　　慢阻肺的综合评估

组别	特征		肺功能分级/级	急性加重/（次/年）	呼吸困难分级/级	CAT 评分/分
	风险	症状				
A 组	低	少	Ⅰ～Ⅱ	<2	<2	<10
B 组	低	多	Ⅰ～Ⅱ	<2	≥2	≥10
C 组	高	少	Ⅲ～Ⅳ	≥2	<2	<10
D 组	高	多	Ⅲ～Ⅳ	≥2	≥2	≥10

四、治疗原则

（一）COPD 稳定期治疗原则

稳定期的治疗主要包括：①教育和劝导患者戒烟；因职业或环境粉尘、刺激性气体所致者，应脱离污染环境；②支气管舒张药：β_2 受体激动剂、抗胆碱药、茶碱药；③祛痰药；④长期家庭氧疗。

（二）COPD 急性加重期治疗原则

在急性加重期的治疗包括：①确定急性加重期的原因及病情严重程度，最多见的原因是细菌或病毒感染；②根据病情严重程度决定门诊或住院治疗；③使用支气管舒张药；④控制性吸氧；⑤使用抗生素，应根据病原菌类型和药敏结果选择；⑥必要时使用糖皮质激素减轻症状。

五、健康管理策略

COPD 健康管理应以普通人群、高危人群和病患病情相结合的防治策略，预防为主，三级预防并重。不同人群采取有针对性的预防措施，从控制危险因素水平、早诊断、早治疗和病患病情的规范化管理三个环节入手，构筑 COPD 防治的全面战线。

（一）一般人群的健康管理

对一般人群主要科普 COPD 的常识、提高大众对 COPD 的认识，鼓励居民改变不良行为和生活方式，主动降低危险因素的暴露；树立 COPD 可以预防和控制的信念，掌握防治 COPD 的基本技能。健康教育是做好 COPD 三级预防的基础。为达到 COPD 早发现、早诊断、早治疗，应每年在一般人群中普查以期早发现高危群体。

（二）高危人群的健康管理

（1）健康教育　同一般人群。

（2）控制职业危害、控制空气污染，改变不良的生活方式。

大气污染及职业危害是 COPD 发生的重要因素。60 岁以上的人群、重度吸烟者、长期从事接触粉尘或刺激气体的人员，不管有无症状，都应定期做肺功能检查。采取积极措施改善环境，如改善工作区域的环境、保证空气的流通、厨房配有排气装置等，远离空气污染的人群密集场所，加强职业防护，有助于降低对呼吸道的损伤，降低高危人群 COPD 发生率。导致 COPD 不良的生活方式是吸烟，戒烟是预防 COPD 最有效的措施，研究表明戒烟后呼吸道上皮细胞增生，纤毛运动增强，感染减少。

（3）加强营养支持、适量运动　营养不良增加 COPD 发生几率，特别是在儿童期，故应要注意孕期、儿童时期的营养摄入。高危人群特别是老年人要适量运动，注意运动方式、强度、时间、频率。

（4）积极治疗呼吸道感染　长期、反复感染可破坏气道正常的防御功能，损伤细支气管和肺泡。如有呼吸道感染，应尽早就医，积极控制感染，避免因治疗不及时导致慢性支气管炎、肺气肿等疾病的发生。

（5）定期筛查　建议每年进行一次筛查，筛查最可靠的指标是肺功能测试。通过肺功能测试及早发现是否患有 COPD，评判出 COPD 的病情程度，并及时治疗。

（三）COPD 患者的健康管理

COPD 患者的肺脏破坏越严重，治疗的可逆性就越差。对 COPD 患者的健康指导与干预主要针对处于稳定期的患者，目的是减少急性发作和医院就诊次数、减慢肺功能衰退速度、延缓病情进展、促进康复、改善活动能力、提高生活质量、降低病死率。对有急性呼吸道感染、严重呼吸衰竭和心力衰竭的患者应及时转入医疗干预程序。

1. 健康教育

健康教育的方式，可通过进行有组织的主题讲座、对出院后的病患进行不定期电话随访、相关音像资料片播放和宣传栏等。主要内容包括 COPD 的防治知识；强化控烟意识；指导患者进行正确的康复锻炼、了解营养不良的危害性、明白如何制定合理的营养膳食；加强患者及其家属在氧疗及呼吸机辅助通气方面的指导；指导患者正确使用抗生素、支气管扩张剂及止咳祛痰药物。通过综合的健康教育，使病患正确认识 COPD 的相关知识，积极配合治疗及康复，掌握预防复发的相关措施，提高生活质量，减少住院次数。

2. 减少危险因素暴露

减少危险因素的暴露对 COPD 患者也是非常重要的基础治疗措施，具体可参照高危人群的干预措施。

3. 积极进行康复运动治疗

康复运动治疗可以使进行性气流受限、严重呼吸困难而很少活动的患者改善活动能力、提高生活质量，是 COPD 患者一项重要的防治措施。康复运动治疗包括呼吸生理治疗、肌肉训练、营养支持、精神治疗与教育等多方面措施。

（1）呼吸生理治疗方面包括帮助不能自行咳嗽的患者咳嗽，用力呼气以促进分泌物清除，使患者放松，进行缩唇呼吸以及避免快速浅表的呼吸以帮助克服急性呼吸困难等措施。

（2）适量的全身性运动有助于 COPD 患者提高机体抵抗力，可以采用耐力训练和力量训练联合的运动训练方式，运动形式有步行、登楼梯、踏车等。对于不能耐受持续运动的患者，可用间歇运动替代。运动强度为达到目标心率（最高心率的 70% ~85%），运动强度为最大耗氧量的 60%。2015 年全球倡议（GOLD）慢性阻塞性肺疾病指南指出，一次有效的康复计划至少应该持续 6 周以上，持续的时间越长效果越明显。

（3）COPD 患者中营养不良发生率较高，在门诊患者中约有 25%，住院患者中有近 50%，出现呼吸衰竭时达 60%。良好的营养是防治 COPD 的重要组成部分，有效的营养干预和合理的饮食指导对 COPD 患者的疾病康复及生活质量的提高都有显著意义。营养支持的要求达到理想体重，患者应给予高蛋白、高脂肪，同时避免摄入高碳水化合物和高热量饮食，避免产生过多的二氧化碳。三大产能营养素的合理比例为碳水化合物占总热能的 50%、脂肪为 20% ~30%、蛋白质为 15% ~20%。COPD 患者还应注意各种矿物质及维生素的补充。

（4）精神支持　COPD 患者常有焦虑、抑郁、悲观等。通过心理辅导启发、引导患者认识疾病，提高战胜疾病的信心。同时争取患者家属的配合，使患者保持最佳的心理状态，减轻患者的焦虑和抑郁。

4. 用药管理

COPD 患者在疾病稳定期，应遵医嘱使用各种药物，注意正确的使用方法和注意事项。COPD 患者每因呼吸道感染而症状进一步加重，因此预防感冒和下呼吸道感染至关重要。

5. 长期家庭氧疗

在延缓 COPD 病情进展中有重要作用，对具有慢性呼吸衰竭的患者可提高生存率，对血流动力学、血液学特征、运动能力、肺生理和精神状态都会产生有益的影响。长期家庭氧疗指征：①动脉血氧分压≤55mmHg 或氧饱和度≤88%，是否合并高碳酸血症；②动脉血氧分压 55 ~ 70mmHg，或氧饱和度 < 89%，并有肺动脉高压、心力衰竭或红细胞增多症。使用鼻导管吸氧，氧流量为 1 ~ 2L/min，吸氧时间 > 15h/d。目的是使患者在静息状态下，达到动脉血氧分压≥60mmHg 和（或）使氧饱和度升至 90%，以维持重要器官的供氧功能。

（四）追踪随访

定期随访并评估干预效果，为下一步干预治疗提供帮助。随访主要内容包括：①评估症状和生活方式：包括呼吸困难、咳嗽、心理状态等症状，吸烟、饮酒、运动等生活方式的变化，COPD 患者康复训练的情况等。②测量体重、营养状况、心率、呼吸情况、胸围，查血生化、心电图等。③肺功能测定。④了解患者服药情况。⑤COPD 患者应进一步评价心脏情况，通过检查血气分析、血氧饱和度以了解患者缺氧程度。

任务 2　原发性高血压

原发性高血压（primary hypertension），是以血压升高为特征、原因不明的临床综合征，占高血压病人群的 95% 以上，故常简称高血压。当收缩压大于或等于 140mmHg 和（或）舒张压大于或等于 90mmHg 时即为高血压。

一、临床表现

（一）主要临床症状

高血压大多数起病隐匿，发展缓慢，早期无特殊的临床表现；早期血压有时高有时正常，受精神情绪、生活变化影响明显。约 1/5 患者无症状，仅在测血压时或发生心、脑、肾等并发症时才被发现。

如血压持续高水平，则可出现以下临床症状：①头痛、头晕、头颈疼痛，在紧张或劳累后加重；②精神情绪变化、失眠、耳鸣、日常生活能力下降、生活懒散、易疲劳、厌倦外出及活动，症状与血压高低水平无相关性；③另有极少部分高血压起病急、进展快，表现为高血压脑病、高血压危象，可见视物模糊、肾功能衰竭等。

（二）体征

肱动脉血压检测超过诊断标准。仅部分患者心脏听诊主动脉瓣区第二心音亢进、收缩期杂音或收缩早期喀喇音；少数患者在颈部或腹部可听到血管杂音。

（三）鉴别诊断

一旦诊断高血压，就需鉴别原发性还是继发性。在高血压病人群中有5%为继发性高血压，见于肾动脉狭窄、原发性醛固酮增多症、嗜络细胞瘤、库欣综合征、真性红细胞增多症等疾病，患者病因明确，血压升高是上述疾病的一部分表现，其中肾脏疾病导致的继发性高血压占70%以上。

（四）高血压的慢性并发症

2级以下高血压对患者的损害短期内并不显现。但长期（高血压数年后）血压升高使全身动脉处于紧张和高负荷状态，由此引起小动脉硬化，出现心、脑、肾等靶器官损害等慢性并发症则严重危害身体及生命。在高血压病中常见的慢性并发症有：

（1）心血管并发症　高血压改变引起血管生理发生变化，可促进动脉粥样硬化，部分病患可因合并冠状动脉粥样硬化性心脏病而有心绞痛、心肌梗死的表现。血压长期升高可增加左心室负担，左心室因代偿而逐渐肥厚、扩张，形成高血压性心脏病，临床症状多发生在高血压病起病数年至十余年之后。严重高血压可促使形成主动脉夹层并破裂，常可致命。

（2）脑血管并发症　脑血管病变是高血压病的主要并发症。高血压促进脑动脉粥样硬化的发生，可引起脑血栓形成和短暂时脑缺血发作。血压急剧升高可发生高血压脑病，表现为严重头痛、恶心、呕吐及不同程度的意识障碍、局灶性出血或坏死。长期高血压还可形成小动脉的微动脉瘤，血压骤然升高会引起破裂而致脑出血。

（3）微血管并发症　长期血压升高可加速肾动脉硬化的发生，产生肾脏损害，可出现蛋白尿、肾功能损害。长期高血压可致眼底动脉硬化，严重时可出现眼底出血和渗出等。

二、流行病学现状

我国成人高血压患病率从1959年5.11%、1991年11.88%、2002年18岁以上居民为17.65%。《中国居民营养与慢性病状况报告（2015）》中指出2012年我国18岁及以上居民高血压患病率为25.2%，男性高于女性，城市高于农村，估计目前我国成人高血压患者约为2.6亿。2015年中国高血压防治指南指出中国高血压患者知晓率、治疗率、控制率分别低于46.5%、41.1%和13.8%。而美国2011—2012年的高血压知晓率、治疗率和控制率已分别达到82.7%、75.6%

和51.8%。在高患病率的同时，知晓率、治疗率、控制率均低于发达国家；高血压控制率地区差异较大，为我国慢性病预防控制形势带来极大挑战。

我国高血压的流行病学表现有：①高血压患病率与年龄成正比，且40岁以后上升速度显著加快。②女性更年期前患病率低于男性，更年期后高于男性。③患病有地域分布差异，高纬度（寒冷）地区高于低纬度（温暖）地区，高海拔地区高于低海拔地区；北方高于南方，东部高于西部，且有自东北向西南递减的趋势，这种差异可能与地理环境、生活方式等有关。④同一人群有季节差异，冬季患病率高于夏季。⑤与饮食习惯相关，人均盐和饱和脂肪摄入量越高，平均血压水平越高。大量饮酒者血压水平高于不饮酒或少饮酒者。⑥与经济发展水平呈正相关，经济发达地区高于落后地区。⑦与肥胖、精神压力成正相关，与体力活动呈负相关，脑力劳动者患病率高于体力劳动者。⑧有一定的遗传基础，直系亲属有高血压家族史的人患高血压风险是无高血压家族史的4倍。

三、危险因素及风险评估

（一）危险因素

高血压危险因素在人群中普遍存在，如吸烟、过量饮酒、高盐和高脂食物摄入、活动不足、超重和肥胖及总胆固醇升高等已成为高血压、心肌梗死和卒中等心脑血管疾病的潜在威胁。

1. 遗传因素

高血压病的形成是在一定的遗传背景下，由于多种后天环境因素作用使正常血压调节机制失衡所致。遗传因素影响力约占40%。高血压病患病率与年龄成正比，40岁以后上升速度显著加快。

2. 个体因素

（1）吸烟、饮酒　烟草中的尼古丁会使小动脉收缩，增加动脉硬化的风险，吸烟者中高血压的发病率比不吸烟者高2.5倍。按每周至少饮酒一次计算，我国中年男性人群饮酒率为30%～66%，女性为2%～7%，故男性高血压患病人数高于女性；持续饮酒者与不饮酒者比较，4年内患高血压病危险增加40%。

（2）超重和肥胖、缺乏身体活动　体质指数（Body Mass Index，BMI）与血压水平呈正相关。BMI≥24kg/m^{2}的超重者，患高血压病的风险是正常体重者的3～4倍，且BMI每增加3kg/m^2，4年内发生高血压病的危险女性增加57%、男性增加50%。腹型肥胖与高血压风险相关，腹部脂肪聚集越多，血压水平就越高。男性腰围≥85cm、女性腰围≥80cm的人群中，高血压病的患病危险性增加3.5倍以上，患糖尿病的危险性增加2.5倍以上。

规律的、中等强度的有氧运动对预防高血压病有益处。与同龄对照者相比，久坐生活方式者高血压病发生的危险性增加20%～50%。北京和广州郊区农民的随访研究表明，转向乡镇企业当工人或非农业劳动的农民与持续田间劳动者比较，BMI 显著增高，心血管其他危险因素也显著增高，表明缺少体力活动可增加高血压患者心血管病发生危险。

（3）高盐和高脂食物摄入　摄入过量的钠是高血压发病的重要危险因素。我国人群食盐摄入量高于西方国家。北方人群食盐摄入量每人每天 12～18g，南方为 7～8g。膳食钠摄入量与血压水平呈显著相关，北方人群血压水平高于南方。钾摄入量与血压呈负相关，实验性研究证实膳食限钠、补钾可有效地降低血压。

饱和脂肪酸摄入过多容易导致动脉硬化和高血压，膳食中胆固醇与血压有显著的正相关。减少饱和脂肪酸、增加多不饱和脂肪酸摄入有利于降低血压。

（4）精神过度紧张　长期精神过度紧张会导致肾上腺素分泌增加，也是高血压病发病的危险因素，研究表明长期从事高度精神紧张工作的人群，如驾驶员高血压病患病率增加。

（二）风险评估

1. 高危人群的评估

成年人特别是 35 岁以上的人群每年应测量血压进行筛查。

对高血压高危易患人群，应重点筛查识别，以便早发现、早诊断、早治疗，建议每半年测量血压 1 次。具有下列一项及以上危险因素者，视为高血压病高危人群：①收缩压介于 120～139mmHg 和/或舒张压介于 80～89mmHg；②超重或肥胖［BMI≥24kg/m^2 和（或）腰围男性≥85cm，女性≥80cm］；③高血压病家族史（一级、二级亲属有高血压病患者）；④长期过量饮酒（每日饮白酒≥100mL 且每周饮酒 4 次）；⑤长期膳食高盐（食盐量＞10g/d）。

血压测量有 3 种方式，即诊室血压、自测血压、动态血压，目前以诊室血压为标准。诊室血压是指受测者在医疗单位由医护人员测量的血压，通常采用间接方法在上臂肱动脉部位测量血压。如有可疑情况可考虑动态血压监测。动态血压是指受测者佩戴动态血压监测仪记录的 24h 血压。国内动态血压的正常参考标准值为：24h 平均值＜130/80mmHg，白昼平均值＜135/85mmHg，夜间平均值＜125/75mmHg。动态血压监测在临床上可用于诊断白大衣性高血压、隐性高血压、难治性高血压病、发作性高血压或低血压，评估血压升高严重程度，但不能取代诊室血压测量。

2. 高血压患者的评估

（1）血压水平分级　在未服药情况下收缩压大于或等于 140mmHg 和（或）舒张压大于或等于 90mmHg 就可以确诊高血压。根据血压升高水平不同，又分 3 级，目前国内诊断均修遭《中国高血压病防治指南》（2015 年修订版）标准（表 3－5）。

表 3－5　　血压水平的定义和分级

级别	收缩压/mmHg		舒张压/mmHg
正常血压	<120	和	<80
正常高值	120～139	和（或）	80～89
1 级高血压（轻度）	140～159	和（或）	90～99
2 级高血压（中度）	160～179	和（或）	100～109
3 级高血压（重度）	≥180	和（或）	≥110
单纯收缩期高血压	≥140	和	<90

注：若患者的收缩压与舒张压分属不同级别时，则以较高的分级为准。单纯收缩期高血压病也可按照收缩压水平分为 1 级、2 级、3 级。

（2）高血压患者心血管危险分层　高血压病的不良后果主要是心血管并发症疾病，血压水平越高、持续时间越久，则心血管危害越大，故对高血压病的评价除血压的测量外，更重要的是其产生心血管并发症的危险程度，进而确定干预血压的方法。

高血压病患者的心血管危险绝对水平分层是根据其他危险因素的存在情况、靶器官的损害情况和并存的临床情况等（表 3－6）来确定，同时结合血压级别水平进行危险分层（表 3－7）。

表 3－6　　心血管病的危险因素、并存的临床情况和靶器官的损害情况

危险因素	靶器官损害	并存的临床情况
⑴高血压病 ⑵男≥55 岁 ⑶女≥65 岁 ⑷吸烟 ⑸血脂异常 ⑹糖耐量受损 ⑺早发心血管病家族史（一级亲属发病年龄男<55 岁、女<65 岁） ⑻肥胖 ⑼缺乏身体活动 ⑽血同型半胱氨酸升高	⑴左心室肥厚 ⑵颈动脉内膜增厚或斑块 ⑶踝臂血压指数<0.9 ⑷eGFR 降低 [eGFR 60mL/(min·$1.73m^2$)] 或血肌酐轻度升高 男：115～133μmol/L 女：107～124μmol/L ⑸尿蛋白 30～300mg/24h ⑹清蛋白/肌酐≥30mg/g	⑴脑血管病 ⑵短暂性脑缺血发作 ⑶脑血栓形成 ⑷脑出血 ⑸心脏病 ⑹心绞痛 ⑺心肌梗死 ⑻心力衰竭 ⑼冠状动脉再通治疗 ⑽肾功能损害 男>133μmol/L 女>124μmol/L ⑾尿蛋白>300mg/24h ⑿周围血管病 ⒀视网膜病变 ⒁出血、渗出 ⒂糖尿病

表 3 – 7　　高血压病危险分层

其他危险因素和病史	高血压		
	1 级	2 级	3 级
无其他危险因素	低危	中危	高危
1 ~2 个危险因素	中危	中危	极高危
>3 个危险因素	高危	高危	极高危
靶器官损害或合并糖尿病	极高危	极高危	极高危

注：不同危险分层十年内发生心脑血管事件概率：低危患者 <15%，中危患者 15% ~20%，高危患者 20% ~30%，极高危患者 >30%。

四、治 疗 原 则

降压治疗的最终目的是减少高血压患者心、脑血管病的发生率和死亡率。高血压的治疗原则包括：①改善生活行为方式；②选择合适的降压药物：凡 2 级以上高血压或合并靶器官损害患者，凡改善生活行为方式后血压仍未有效控制者都需要药物治疗，根据并且选择 1 ~4 种降压药物；③降压的过程应缓慢平稳，血压控制的目标 < 140/90mmHg，合并糖尿病或慢性肾病患者，血压应 < 130/85mmHg。对于 80 岁以上的高龄老人，目前缺乏大型临床研究说明降低血压对高龄老人的影响，建议根据病人具体情况适当放宽限制。

对于以下情况应住院治疗：①继发性高血压，如肾实质病变、肾动脉狭窄、原发性醛固酮增多症、嗜铬细胞瘤等引起的高血压；②血压超过 180/110mmHg、高血压危象或急进性高血压；③高血压合并严重并发症，如心力衰竭、不稳定心绞痛（严重的心律失常）、视网膜出血、脑卒中急性期。

五、健康管理策略

高血压健康指导人群主要针对的是一般人群、高危人群和无严重并发症的高血压病患者。健康管理应以预防为主，从控制危险因素水平入手，三级预防并重，以防止或延缓心脑血管疾病的发生。

（一）一般人群的健康管理

可采用群体健康教育，通过集中讲座、高血压义诊等方式，聘请心血管内科医护人员、社区全科医生讲解高血压的发病原因、临床表现、病程进展、并发症、高危因素防治必要性等，提高一般人群防病意识和主动接受管理的意识。通过定期随访，了解并提高居民对高血压病及其危险因素相关知识的掌握情况，降低个体危险因素的暴露程度，从而降低高血压病发病率。

（二）高危人群健康管理

1. 健康教育

除了常规健康教育外，应针对高危人群进行膳食健康指导、运动教育等生活指导；并指导高危个体接受定期筛查，以期早诊断、早干预、早治疗。

2. 戒烟、限酒

烟草中的尼古丁会使小动脉收缩，增加动脉硬化的风险，故提倡全民戒烟，高血压病高危人群更应强调戒烟。尽管研究表明非常少量饮酒可能减少冠心病的危险，但是饮酒和血压水平及高血压患病率之间却呈线性相关，大量饮酒可诱发心脑血管事件发生，所以主张高血压病高危人群限酒。如饮酒，建议每日饮酒量应为少量，即葡萄酒小于 100～150mL，或啤酒小于 250～500mL，或白酒小于 25～50mL。不提倡饮高度烈性酒。WHO 的建议是酒越少越好。

3. 控制体重、适量运动

体重控制的目标为 BMI＜24kg/m^2，男性腰围＜85cm、女性腰围＜80cm。有研究表明体重下降 5～10kg，收缩压可下降 5～20mmHg。控制膳食总能量，减轻体重 10% 可使高血压病的发生率减少 20%～40%。对肥胖患者，总能量应根据其理想体重确定，计算每日能量摄入比平时减少 500～1000kcal。能量减少采取循序渐进的方式，逐渐减量。

合理的体育运动可以使血压下降，并改善心肺功能、提高机体抵抗力和对外界环境的应激能力。①老年人运动的种类可选择如步行、自行车、快走、慢跑、游泳、交谊舞、气功、太极拳等。②运动的强度以运动后最大心率（170～180 次/min）减去年龄为适宜的运动强度；如 50 岁的人运动时，心率为 120～130 次/min 为适宜的运动强度。③运动频度一般要求每周至少 3 次，每次持续 30～60min，连续 4～6 周。应注意量力而行，循序渐进。气候寒冷时，高血压患者应该在下午 4～5 时为宜，不主张清晨锻炼。冷水有可能引起血压骤升，故高血压病患者不宜进行冬泳。

4. 减少高盐、高脂肪食物摄入

我国膳食中约 80% 的钠来自烹调或含盐高的腌制品，因此高血压高危人群应尽可能减少钠盐的摄入量，建议食盐 3～5g/d（酱油 15～25mL/d），如使用可定量的盐勺、减少味精、酱油等调味品用量、少食或不食咸菜、火腿、香肠等加工食品。

限制动物性脂肪的摄入，增加不饱和脂肪酸比例。总脂肪＜总热量的 30%，饱和脂肪＜10%，增加新鲜蔬菜每日 400～500g，少吃糖类和甜食。动物蛋白占总蛋白质 20%，适量食用鲜奶、鱼类、禽类、瘦肉等动物性食品，胆固醇摄入在 300mg/d 以下；多吃豆类及其制品。

5. 减轻精神压力

长期精神压力和心情抑郁是引起高血压病的重要原因之一，可明显增加高血压病的发病率。对有精神压力和心理不平衡的人，应积极倡导正确对待自己、他人和社会，多参加社会和集体活动。

（三）高血压病患者的健康管理

强调高血压病患者自我管理的作用，通过建立管理目标和治疗计划，监督和帮助患者控制血压，预防并发症。

1. 健康教育

通过健康教育，促进患者掌握高血压防治知识。鼓励患者改善生活方式，每日监测血压，按时服药，定期就医。

2. 改善生活方式

改善生活方式是高血压病预防与治疗的基础，需要长期坚持。高血压患者改善生活方式可参照高危人群干预措施进行。

3. 药物治疗与分级管理

长期、合理的药物治疗以使血压达标是高血压病治疗的重要措施。目前常用药物如利尿剂、β-受体阻滞剂、血管紧张素转换酶抑制剂、钙拮抗剂、血管紧张素受体拮抗剂及低剂量复方制剂均可作为降压治疗的起始药和维持药。根据患者具体情况选择用药，选择1种或2种以上药物联合降压。对于高血压患者，鼓励其自行测量血压。对新诊断的高血压，建议家庭自测血压连续7天，每天早晚各1次；血压稳定后，建议每周固定一天自测血压，于清晨起床后服药前测量；血压不稳定或未达标的，建议增加自测血压的频率。

健康管理师应协助临床医师对高血压病患者进行临床评估，根据危险分层管理，定期进行随访和监测。随访除关注患者的血压是否达标外，每年需根据血压记录、危险因素变化确定新的管理级别。对血压长期（连续6月）控制好的，可谨慎降低管理级别，对新发生心脑血管病或肾病及糖尿病者，及时升高管理级别。

（四）追踪随访

健康管理师应对高危人群及高血压病患者，定期进行较全面的健康检查，调整干预措施。主要随访内容包括：①血压及服药情况：鼓励被管理者自测血压，并至少每月给患者测量1次血压，了解是否定期服药、是否存在不良反应。②身体指标：腰围、腰臀比、BMI。③生活方式改变情况：吸烟、饮酒、运动、摄盐情况、心理状态。④检查指标变化情况：血脂、24h动态血压监测、超声心动图、颈动脉超声、空腹血糖、餐后2h血糖（当空腹血糖>6.0mmol/L时测定）、尿液分析、尿白蛋白定量、眼底、胸部X线检查以及踝臂血压指数等。⑤是否存在危急症状：如出现收缩压≥180mmHg和（或）舒张压≥110mmHg；或有突然意识改变、剧烈头痛或头晕、恶心呕吐等建议立即就医。

任务3　冠　心　病

冠状动脉粥样硬化性心脏病（Coronary Heart Disease，CHD）指冠状动脉粥样硬化使管腔狭窄或阻塞导致心肌缺血、缺氧而引起的心脏病，简称冠心病。《中国心血管病报告2013》指出中国心血管病危险因素流行趋势明显，导致心血管病的发病人数持续增加，心血管病死亡占城乡居民总死亡原因的首位，农村为38.7%，城市为41.1%。

一、临床表现

（一）主要临床症状及体征

目前仍按1979年WHO分5型，每种类型临床表现不同：

（1）无症状性心肌缺血　是指确有心肌缺血的客观证据（心电活动、左室功能、心肌血流灌注及心肌代谢异常），但缺乏胸痛或与心肌缺血相关的主观症状。客观指征包括心电图ST段改变、室壁运动异常或冠状动脉狭窄等。

（2）心绞痛　有发作性胸骨后或心前区疼痛。疼痛压迫样、闷胀感、紧缩感，常放射至左肩、左臂内侧，通常持续3~15min，休息或含化硝酸甘油后可在几分钟内缓解，为一过性心肌供血不足引起。查体：心率增快、血压升高、表情焦虑、皮肤冷，可有暂时心尖部收缩期杂音。根据病情是否稳定分为稳定型和不稳定型心绞痛。稳定型心绞痛是在1~3月内诱发疼痛劳累、情绪激动等因素基本相同，每次发作疼痛的性质、部位无改变，持续时间相仿，缓解方式相似。

（3）心肌梗死　发病前数日有乏力、胸闷不适，有发作性胸骨后疼痛，常伴头晕、烦躁不安、出汗、恐惧，或有濒死感，少数上腹部疼痛而被误诊。伴发热、心律失常、白细胞增高；血压下降，严重可出现休克、心力衰竭甚至死亡。

（4）缺血性心肌病　检查发现心脏增大、心力衰竭、心律失常，有时发生急性肺水肿，因长期心肌缺血或坏死导致心肌纤维化而引起。

（5）猝死　原发性心脏骤停较多见于急性心肌梗死或不稳定心绞痛，偶有以本病为首发症状出现。临床主要表现为突发意识丧失、大动脉搏动消失、呼吸立即停止或经数秒强力呼吸后停止、瞳孔散大、对光反射消失等，以前两项最重要，只要满足前两项表现，即可确诊。

（二）鉴别诊断

冠心病的不同分型导致的病情严重程度不同，临床表现也不相同，应注意相互鉴别。此外，需与心脏神经症、主动脉夹层等相鉴别。心脏神经症患者常诉胸痛，可有短暂刺痛或持久隐痛，喜欢叹息样呼吸，胸痛部位经常变动，症状多在疲劳后发作，但又能耐受较重的体力活动，心电图、运动平板试验有助于鉴别。主动脉夹层是心血管急危重症，胸痛一开始即达到高峰，常放射背、肋、腹、腰和下肢，两上肢血压和脉搏有明显差别，可有下肢暂时性瘫痪、偏瘫和主动脉关闭不全的表现，但无血清心肌坏死标记物升高，心脏超声、X线、MR有助鉴别。

二、流行病学现状

随着经济的发展，我国冠心病发病率和死亡率正逐渐上升，《中国心血管病报告2013》我国每5个成人中有1人患心血管疾病，目前心血管病患病人数约

2.9 亿，其中高血压 2.7 亿、心肌梗死 250 万、心力衰竭 450 万、脑卒中 700 万。2012 年全国心血管总死亡率上升至 255/10 万，每 5 例死亡中有 2 例死于心血管病。

冠心病的流行病学表现有：①多发生在 40 岁以后，病率与年龄成正比。近年有年轻化的趋势，20 ~ 40 岁人群中特别是男性，心绞痛、心肌梗死的发生率明显升高。②男性多于女性，但随年龄的增加这种差别逐渐减小。65 ~ 84 岁人群发病率男性 12% ~ 14%、女性 10% ~ 12%。③存在显著的地区差异，北方高于南方。且从国内外的资料显示心血管病发病与死亡有一定的季节性。④脑力劳动者心血管疾病的发病率高于体力劳动者。

三、危险因素及风险评估

（一）危险因素

1. 遗传因素

遗传因素是不可改变的危险因素，冠心病、糖尿病、高血压、高脂血症皆属于多基因缺陷遗传疾病。有家族史近亲发生冠心病的机会比没有家族史高出 5 倍。

2. 个体因素

（1）年龄和性别　年龄的增长与冠心病升高率呈正相关，40 岁后冠心病发病率明显升高。女性绝经期前发病率低于男性，绝经期后与男性相等。雌激素通过对血脂的影响抑制了动脉粥样硬化的过程，从而减少了年轻女性冠心病的发生。

女性独特的危险因素还包括口服避孕药、妊娠、绝经等。口服避孕药可以增加动脉硬化和静脉血栓的风险，相关研究表明，与不应用口服避孕药的女性相比，口服避孕药使急性心肌梗死的发病风险增加（OR2.0，95% CI 1.5 ~ 2.8）。妊娠与心血管病风险的关联与孕产次数增加有关，研究表明第二胎后每增加一个孩子，女性心血管病风险增加 30%（OR1.3，95% CI 1.17 ~ 1.44）。而女性绝经后雌激素水平下降使心血管保护下降，机体内环境的变化还可能导致血脂异常，胰岛素抵抗，增加冠心病的患病风险。2004 年美国心脏协会 AHA 制定了针对女性冠心病的预防指南，不推荐将激素替代治疗用于女性冠心病的预防。

（2）肥胖和高脂血症　肥胖已明确为冠心病的首要危险因素，可增加冠心病死亡率。脂肪的分布也与冠心病发病相关，中心型肥胖较周围型肥胖致心血管病作用更强。

脂质代谢紊乱是冠心病最重要的预测因素。BMI 与总胆固醇（TC）、甘油三酯（TG）增高，高密度脂蛋白胆固醇（HDL - C）下降呈正相关。TC 和低密度脂蛋白胆固醇（LDLC）水平和冠心病事件的危险性之间存在着密切的关系。LDLC 水平每升高 1%，则患冠心病的危险性增加 2% ~ 3%。TG 是冠心病的独立预测因子，往往伴有低 HDLC 和糖耐量异常，后两者也是冠心病的危险因素。

（3）高血压　高血压与冠状动脉粥样硬化的形成和发展关系密切。收缩期血压比舒张期血压更能预测冠心病事件。140 ~ 149mmHg 的收缩期血压比 90 ~ 94mmHg 的舒张期血压更能增加冠心病死亡的危险。

（4）吸烟　吸烟是冠心病的重要危险因素，是唯一最可避免的死亡原因。对我国 10 组人群前瞻性研究表明，在血压、体质指数、血清胆固醇等危险因素控制后，吸烟者发生冠心病的危险性是非吸烟者的 3 倍。冠心病患戒烟后，心绞痛发生次数明显减少。因此，戒烟对防治冠心病有着积极作用。

（5）糖尿病　糖尿病与糖脂代谢相关，糖尿病患者多伴有高甘油三酯血症或高胆固醇血症，增加了动脉粥样硬化的发病率，约 2/3 的糖尿病患者合并冠心病。糖尿病患者中冠心病的发病率是非糖尿病者的 2 倍；冠心病是未成年糖尿病患者首要的死因，冠心病占糖尿病病人所有死亡原因和住院率的近 80%。

（6）不良生活方式　长期进食过量的碳水化合物、饱和性脂肪酸和胆固醇、高油的煎炸食品增加冠心病风险。轻、中度饮酒对心血管系统无明显损害；大量饮酒明显增加心血管病发病和死亡危险；不饮酒者心血管病发病和死亡危险高于少量饮酒者，即饮酒量与心血管病发病危险成一种所谓的 U 形或 J 形关系。

有氧运动减低冠心病危险。有研究显示调整年龄、吸烟、饮酒等变量后，60min/d、30min/d 有氧运动者与 15min/d 者相比，心血管病死亡相对危险度分别为 0.75 与 0.70。中等量有氧运动（能量消耗 7kcal/min，相当于以 7.5km/h 的速度慢跑）保护心血管的作用最强。

（二）风险评估

1. 高危人群的评估

对于已存在冠心病危险因素的人群，视为高危人群。40 岁以上的人应定期做以下的检验：①如果检验结果不正常或有其他的易患冠心病的危险因素（男 40 岁以上或女性停经后、吸烟、饮酒、超重或肥胖、缺乏身体活动），应该每年做 1 次或更多次血脂化验。②每年做 1 次血压、血糖检查。

若属于冠心病的高危人群，就要请医生查看是否需要接受心电图检查、动态心电图或心电图运动负荷试验以排除冠心病。

2. 冠心病患者的综合评估

如果冠心病高危人群出现下列情况，要及时就医，尽早发现冠心病：①劳累或精神紧张时出现胸骨后或心前区闷痛，或紧缩样疼痛，并向左肩、左上臂放射，持续 3 ~ 5min，休息后自行缓解者。②体力活动时出现胸闷、心悸、气短，休息时自行缓解。③出现与运动有关的头痛、牙痛、腿痛等。④饱餐、寒冷或看惊险影片时出现胸痛、心悸。⑤夜晚睡眠枕头低时，感到胸闷憋气，需要高枕卧位方感舒适；熟睡或白天平卧时突然胸痛、心悸、呼吸困难，需立即坐起或站立方能缓解。⑥性生活或用力排便时出现心慌、胸闷、气急或胸痛不适。⑦听到噪声便引起心慌、胸闷。⑧反复出现脉搏不齐，不明原因心跳过速或过缓。

冠心病患者的检出主要依据病史、心电图改变、实验室检查结果等。心电图检查是诊断心肌缺血的最常用的无创伤性方法，如在静息状态中未见心肌缺血的表现，可行动态心电图记录和（或）心电图运动负荷试验。进一步检查可考虑心肌灌注扫描、冠状动脉 CT 和冠状动脉造影。

四、治疗原则

冠心病类型较多，轻重程度不同。无症状型心肌缺血、心绞痛药物治疗多数能控制疾病；心肌梗死、缺血性心肌病则需要及时、有效、规范的静脉联合口服药物治疗；猝死则是最差的情况。在此仅介绍动脉粥样硬化和心绞痛治疗原则。

（一）动脉粥样硬化的治疗原则

首先应预防动脉粥样硬化发生，包括：①改变不合理的膳食结构、适当增加体力劳动和运动、戒烟、限酒；②药物治疗：根据情况选择血管扩张药、降脂药、抗血小板药；③必要时可选择介入治疗。

（二）心绞痛的治疗原则

心绞痛发作期的治疗原则，包括：①休息，停止任何活动状态；②药物治疗扩张冠状动脉，减轻心脏负荷，如硝酸甘油、单硝酸异山梨酯，严重者需要静脉给药。

心绞痛缓解期的治疗原则，包括：①改变不良生活习惯；②药物治疗防止心绞痛发作，如硝酸酯类、β 受体阻滞剂、钙通道阻滞剂；③介入治疗；④外科手术治疗。

五、健康管理策略

冠心病的三级预防策略以一级预防为重点，消除或减少致病危险因素，降低整个人群的冠心病危险因素水平，降低人群发病率；干预具有危险因素的高危个体，减少其发病风险。冠心病健康管理人群主要针对的是一般人群、高危人群和无严重并发症的冠心病患者。对于存在以下情况者，应尽早进行医疗干预：①不稳定型心绞痛；②近期心肌梗死；③未控制的心力衰竭；④严重心律失常，如频发室性早搏、室性心动过速等；⑤合并其他需要医疗干预的情况。

（一）一般人群的健康管理

人群预防意识的提高有赖于合适正确的健康教育活动开展。以健康教育和健康促进为主要措施，通过集中讲座、冠心病义诊等方式，聘请心血管内科医护人员、社区全科医生讲解冠心病的病因机制、典型症状、病程进展、疾病负担、高危因素防治必要性等，提高防病意识和主动接受管理的意识。同时，指导高危个体接受定期筛查，以期早诊断、早治疗。

（二）高危人群的健康管理（冠心病的一级管理）

高危人群的干预是冠心病预防的重点。通过定期随访了解个体对冠心病及其危险因素相关知识的掌握程度，降低危险因素的暴露。对高危人群每年 1 次定期筛查，早期发现冠心病患者，予以早期治疗。

（1）健康教育　同一般人群管理。

（2）控制血脂　饮食以低脂、高膳食纤维为主，必要时选择降脂药物治疗。血脂控制目标是总胆固醇 <4. 7mmol/L，低密度脂蛋白胆固醇 <2. 6mmol/L，高密度脂蛋白胆固醇 >1. 1mmol/L，甘油三酯 <1. 7mmol/L。

（3）控制血糖　对于糖尿病患者通过饮食控制、运动及药物使空腹血糖 <7mmol/L，餐后 2h 血糖 <11mmol/L，糖化血红蛋白小于 7. 0%，可以大大降低冠心病的发病率。糖耐量异常的人群更要尽早饮食、运动、减重干预，使其血糖降到正常范围，防止发展为糖尿病。

（4）控制高血压　高血压患者要坚持服降压药，同时要配合非药物治疗，包括减轻精神压力、控制食盐的摄入量（小于每日 5g）、适量运动、戒烟、限酒等，使血压控制在 130/80mmHg 以下，可把冠心病危险降至最低。

（5）减重、适度运动　减轻体重主要通过控制饮食、锻炼等措施，应逐步减重，避免体重减轻过快引发免疫力低下、胆石症等其他问题。6 个月内减少基线体重的 10%，并长期保持已减轻的体重，可以减少冠心病危险因素。

通过合理的运动，可以降低血脂、血糖、血压，降低体重，增加心肺功能，减轻精神压力，从而降低冠心病的发病率。①运动种类：步行、慢跑步、骑自行车、游泳、跳舞、太极拳、武术等有氧运动。②运动强度：从低强度，小运动量开始，循序渐进。50 岁以上运动最大心率在 120 ~130 次/min，并定期做体能测验。③运动频度一般要求每周运动 3 ~5 次，每次 30 ~60min，连续 4 ~6 周。应注意量力而行，循序渐进。

（6）戒烟、限酒　吸烟者戒烟一年内冠心病死亡率迅速下降，坚持戒烟 10 ~15年后，危险性会接近于不吸烟者的水平。因此冠心病高危人群更应强调戒烟。

（7）调整饮食结构　通过合理膳食，有效的控制体重及血糖、血压。①对冠心病高危人群应控制总能量摄入，有减重需求的人群开始可减少 10% 总热量，逐渐递减。②碳水化合物占总能量的比例 50% ~60% 为宜，提倡多吃各种粗粮、杂粮以及水果、蔬菜，以增加膳食纤维的摄入。③脂肪提供的能量占总能量的比例小于 25%，其中动物性脂肪不超过 10%。限制饱和脂肪酸，减少胆固醇的摄入（膳食胆固醇摄入小于 300mg/d）。增加多不饱和脂肪酸豆油、菜籽油、玉米油摄入。④摄入食盐小于等于 6g/d，合并高血压者小于 5g/d。⑤蛋白质供给能量的比例以占总能量 15% 为宜。在膳食安排中可考虑用部分大豆蛋白质替代动物性蛋白质。

（三）病情稳定的冠心病患者的健康管理（冠心病的二级管理）

二级管理的对象包括：慢性稳定性心绞痛、有心肌梗死病史、血管重建病史和（或）心电图缺血的证据、有冠状动脉造影异常或负荷试验异常而无相应症状者。二级健康管理的目的是防止疾病复发或加重。

（1）对一级管理中危险因素的预防干预、合理药物治疗、长期追踪督促定期复查及病后咨询指导。

（2）二级管理对象需在专科门诊指导下进行药物治疗。常规使用的药物包括：①阿司匹林或氯吡格雷等抗血小板治疗；②β 受体阻滞剂；③他汀类降脂药；④钙离子拮抗剂；⑤ACEI 类预防心衰后心室重塑药；⑥硝酸酯类药物或其他冠脉扩张剂及手术防治心肌缺血；⑦胺碘酮抗心律失常治疗。

（四）病情稳定的冠心病患者的健康管理（冠心病的二级管理）

主要是预防再次梗死与死亡危险，以及康复治疗。对于不稳定心绞痛和急性心肌梗死发病期，需积极抢救并院内治疗。冠心病康复期需在医生的指导下使用药物控制，控制危险因素；恢复后采取二级管理措施，包括健康教育、非药物治疗（合理饮食、适当锻炼、戒烟、限酒、心理疏导）及药物治疗。

（五）追踪随访

对不同人群实施干预后，应及时进行随访评估，了解干预措施的落实和危险因素降低的程度。随访评估内容包括：①生活方式改变情况：吸烟、饮酒、运动、摄盐情况、心理状态；②每年进行一次糖尿病、高血压筛查，检查一次血脂、心电图；③症状缓解状况，有无新出现症状；④药物是否按时服用，冠心病患者对急救药物如阿司匹林、硝酸酯类制剂等随身携带和使用方法是否掌握；⑤评估冠心病患者病情，及时发现可能存在的紧急情况并转诊就医。

任务4　脑 血 管 病

脑血管病是指因脑血管破裂出血或血栓形成，引起的以脑部出血性或缺血性损伤症状为主要临床表现的一组疾病，又称脑血管意外或脑卒中，俗称为脑中风。该病是中老年人的常见病、多发病，严重者可发生意识障碍和肢体瘫痪，是造成人死亡和残疾的主要疾病。

一、临 床 表 现

脑卒中按其性质可分为两大类。一类是缺血性脑卒中，包括短暂性脑缺血发作、脑血栓形成、脑栓塞等，占全部脑卒中病人的70% ~80%，临床较多见。另一类是出血性脑卒中，主要有脑出血和蛛网膜下腔出血，多发生在先天性脑血管畸形、长期高血压等基础上，由于血管破裂、血液溢出，压迫损伤脑组织，病人常表现脑压增高、神志不清、肢体瘫痪等症状。这类病人占脑卒中的20% ~30%。

（一）短暂性脑缺血发作

发病突然，出现局灶性脑或视网膜功能障碍的症状；持续时间短暂，一般10～15min，多在1h内，最长不超过24h；恢复完全，不遗留神经功能缺损体征；可多有反复发作的病史；短暂性脑缺血发作的症状是多种多样的，取决于受累血管的分布。

（二）脑血栓形成

多数在静态下急性起病；病情多在几小时或几天内达到高峰，部分患者症状可进行性加重或波动；临床表现决定于梗死灶的大小和部位，主要为局灶性神经功能缺损的症状和体征，如偏瘫、偏身感觉障碍、失语等，部分可有头痛、呕吐、昏迷等症状。

（三）脑出血

多在动态下急性起病；突发出现局灶性神经功能缺损症状，常伴有头痛、呕吐，可伴有血压增高、意识障碍和脑膜刺激征。

（四）蛛网膜下腔出血

临床表现主要取决于出血量、积血部位、脑脊液循环受损程度等。主要表现为：突发剧烈头痛，持续不能缓解或进行性加重，多伴有恶心、呕吐；可有短暂的意识障碍及烦躁、谵妄等精神症状，少数出现癫痫发作；脑膜刺激征明显，眼底可见玻璃膜下出血，少数可有局灶性神经功能缺损的征象，如轻偏瘫、失语、动眼神经麻痹等，多在情绪激动或用力等情况下急骤发病。

二、流行病学现状

我国脑卒中主要流行特点有：①发病率呈上升趋势；②脑卒中发病主要集中于40岁以上人群，随年龄增加而升高，60～75年龄段人群脑卒中现患率增长的幅度较大；③男性发病明显高于女性，男女发病之比为1.8∶1；④我国脑卒中地理分布上呈现“北高南低”现象；⑤城市发病率高于农村。

三、危险因素及风险评估

（一）危险因素

脑卒中的危险因素包括遗传、年龄、不良生活方式、疾病等相关因素。在这些危险因素中，最主要的危险因素包括高血压、糖尿病、心脏病、吸烟、酗酒、血脂异常、颈动脉狭窄等。

（1）遗传因素　研究表明脑卒中为多基因遗传，具有家族史的个体，不仅患脑卒中的风险增加，危险因素暴露的水平也升高，如高血压、脂代谢紊乱等相关危险因素的易感性增加。

（2）年龄和性别　脑卒中的发病率随着年龄的增长而升高。40岁以后年龄每增长5岁，缺血性脑卒中发病率平均增加1倍，出血性脑卒中平均增加50%，缺血性脑卒中发病率随年龄增长的速度约为出血性的 2 倍。目前研究认为男性发病率高于女性，并且几乎每个年龄段男性脑卒中的发病率都高于女性。已被证明性别是脑卒中的不可改变的危险因素。

（3）季节临床统计表明 70% 的脑卒中发生在秋末冬初气候骤变的时候。可能原因为：寒冷刺激可使体表血管的弹性降低，还可使交感神经兴奋、肾上腺皮质激素分泌增多、小动脉痉挛收缩，从而增加了外周阻力，血压升高，进而引起脑血管阻塞或破裂出血；寒冷还可使血液中的纤维蛋白原含量增加、血液浓度增高，促使血液中栓子的形成而发病。

（4）吸烟、饮酒过量和不良饮食习惯　吸烟可使血清高密度脂蛋白下降、纤维蛋白原增高、血小板骤集，并降低血液携氧能力，从而增加脑卒中风险。过量饮酒是脑卒中发生的危险因素，酒精可能通过升高血压、导致高凝状态、降低脑血流量等多种机制导致卒中发生。不良饮食导致脂肪和胆固醇的过多摄入可加速动脉硬化的形成，继而影响脑血管的正常功能，易导致脑卒中。

（5）精神压力过大　精神压力过大导致睡眠不足、长期精神紧张等增加高血压、糖尿病等疾病发生机会，同时提高了脑卒中发生的几率。

（6）缺乏运动　适度的运动或规律的体育锻炼对降低脑卒中发病率大有益处。研究证明，适当的运动可以增加脑血流量、改善微循环，还可提高高密度脂蛋白的水平，并可使血浆纤维蛋白原和血小板活动度降低，从而降低卒中发生的风险。另外，规律适度的运动对脑卒中常见的疾病因素如高血压、糖尿病、高血脂等有明显的改善作用。

（7）高血压　高血压是脑出血和脑血栓形成最重要的危险因素。脑卒中发病率、死亡率的上升与血压升高有着十分密切的关系。这种关系是一种直接的、持续的，并且是独立的。国内有研究显示，在控制了其他危险因素后，收缩压每升高 10mmHg，脑卒中发病的相对危险增加 49%，舒张压每增加 5mmHg，脑卒中发病的相对危险增加 46%。近年研究表明，老年人单纯收缩期高血压也是脑卒中的重要危险因素之一。

（8）糖尿病和肥胖症　糖尿病是脑卒中重要的危险因素之一。流行病学研究表明在糖尿病高发的欧美国家，Ⅱ型糖尿病患者发生脑卒中的危险性增加 2 倍。并且脑卒中的病情轻重及预后与糖尿病患者的血糖水平以及病情控制程度有关。肥胖症是脑卒中独立危险因素之一。脑卒中的危险性与肥胖程度密切相关，尤其是女性，随着体质指数的升高脑卒中的发病逐渐增加。

（9）心脏病　各种类型的心脏病都与脑卒中的发生密切相关。美国明尼苏达州的一项前瞻性研究结果表明，无论在何种血压水平，有心脏病的人发生脑卒中的危险比无心脏病者平均高 2 倍以上，心房纤颤是其中最主要危险因素之一。研究表明，20% 的脑卒中是心房纤颤引起的，房颤患者脑卒中发病率比普通人群高 5 倍。

（10）血脂异常和高半胱氨酸血症　大量研究证实，血脂异常是脑卒中的重要危险因素。血清胆固醇、甘油三酯、低密度脂蛋白的增多能促使胆固醇在动脉壁沉积，形成动脉粥样硬化，从而增加脑卒中的发病危险性。美国研究也提出高半胱氨酸血症的人群特异危险度：男性 40～59 岁为 26%，≥60 岁为 35%；女性 40～59 岁为 21%，≥60 岁为 37%。

（二）脑卒中风险评估

1. 脑卒中高危人群的识别

同时具有以下危险因素两项以上，就应划归为脑卒中高危人群行列，建议接受脑卒中筛查：①直系亲属中有过卒中或冠心病史（父亲、母亲、兄弟姐妹、儿女）；②患有高血压、糖尿病、高脂血症、心房纤颤或有其他的心脏疾病、颈动脉狭窄、夜间睡眠呼吸暂停综合征等其中之一的；③吸烟；④长期大量饮酒；⑤缺乏体育运动，每周不能坚持运动 3 次（每次至少 20～30min）；⑥肥胖；⑦年龄超过 50 岁；⑧膳食中含饱和脂肪酸或胆固醇过多；⑨男性；⑩缺血性眼病史。

2. 缺血性脑卒中风险评估

高危个体缺血性脑卒中危险程度可应用《中国缺血性心血管疾病（ICVD）10 年发病危险度评估表》进行评估。

3. 脑卒中患者的评估

对于高危人群，应定期筛查患者既往心脑血管病史、血生化检查、神经系统检查、颈动脉超声检查及经颅多普勒检查（TCD）等。对已经出现上述脑卒中的表现者，应及时行颅脑 CT、脑血管造影等检查以明确诊断。

四、治疗原则

急性脑血管疾病治疗原则：

（1）安静卧床　切忌任意搬动病人，有条件的地区应就近治疗。

（2）保持呼吸道通畅　若发生发绀、呼吸困难、呼吸道分泌物过多，应及时输氧，充分吸痰，甚至行气管插管、气管切开等。

（3）加强护理，严密观察病情　瘫痪病人应定期翻身、拍背、吸痰、清洁口腔和皮肤，防止发生褥疮、肺部感染、泌尿系感染等。蛛网膜下腔出血和心源性脑栓塞者应保持安静卧床 4～6 周，防止复发。

（4）保证营养和水电解质平衡。保证每天摄入足够的水分和营养物质，定期检查血电解质。

（5）药物治疗。缺血性卒中除严重者外，一般给以血管扩张药和抗血小板聚集药物，如罂粟碱、烟酸、川芎嗪、丹参、低分子右旋糖酐等。进行性加重者，可用抗凝药物，如肝素、双香豆素等，但必须在有条件查凝血酶原活动度及严密监护的条件下使用。大面积梗死早期应用脱水药。出血性卒中早期应给予脱水药，如甘露醇、山梨醇、甘油盐水等，但应严防电解质紊乱。无消化道出血或其他出血倾向者可加用皮质类固醇治疗以利脱水及防止甘露醇等脱水药的反跳作用。发生肺部感染或泌尿系感染者应加用抗生素。发生消化道出血者应及时用止血药及做相应处理。血压过高则应适当降压，但切忌降得太快、太低，一般以不低于120/80mmHg为宜。

(6) 手术治疗　脑出血者若血肿限局，年龄适合，无严重并发症，则可行血肿清除术或减压术。小脑出血早期应用手术治疗效果尤佳。蛛网膜下腔出血患者，经脑动脉造影证实有颅内动脉瘤或动静脉畸形者，也可行手术治疗。继发交通性脑积水者，可做脑室分流术。

五、健康管理策略

脑卒中健康管理人群主要针对的是一般人群、高危人群和无严重并发症的患者。对于存在以下情况者，应尽早进行医疗干预：①脑卒中急性期；②未经治疗的高血压病患者或血压未得到控制；③严重的心律失常；④近期体、肺循环栓塞；⑤后遗症明显、行动不便的患者；⑥合并其他需要医疗干预的情况。

(一) 一般人群的健康管理策略

对于危险程度低于平均危险程度或无脑卒中危险因素存在的个体和人群，以健康教育和健康促进为主要措施，通过定期随访了解个体对脑卒中及其危险因素相关知识的掌握程度，降低危险因素的暴露。

(二) 高危人群的健康管理策略

高危人群的干预是脑卒中预防的重点。具体包括：①建立个性化的健康管理档案，实施长期健康管理；②从改善生活方式入手，定期随访观察；③评估危险水平，制定合理可行的措施；④反复进行干预→随访评估→再干预的过程，逐步减少危险水平。同时，根据卒中危险度，积极治疗相关疾病，使血压、血脂、血糖达标，并可给予抗血小板、扩张脑血管及保护血管内皮等相关的药物干预或介入治疗，逆转受损害的脑血管功能，以阻止或推迟卒中的发生。

如果脑卒中高危人群出现下列前期征兆，常常预示着脑缺血或脑出血将要发生。①突发的一侧面部或肢体的麻木或无力；②突发的视物模糊或失明，尤其是单侧；③失语、说话或理解语言困难；④突发严重的原因不明的头痛；⑤不明原因的头晕，走路不稳或是突然跌倒，尤其是伴有上述任何一个症状的时候等。以上症状的持续时间可能短到几秒钟。但不论时间长短，只要发生以上症状，就应及时就医。

脑卒中高危个体的主要干预措施有以下几条：

(1) 健康教育　对于脑卒中高危人群，通过健康教育使其了解在改善生活方式的基础上，加强对高血压、糖尿病、动脉粥样硬化、各种心脏病的治疗。健康体检一般每年检查1~2次为宜。熟悉脑卒中前期征兆，一旦发现异常，及时实施医疗干预。

（2）控制血压　控制血压是降低脑卒中的有效措施之一。研究发现舒张压每下降 5mmHg 和收缩压每下降 10mmHg，脑卒中风险就会降低 30% ~40%。对血压处于正常高值和已确诊高血压者，主张采取改变生活方式的方法为基础治疗，如控制体质量、禁烟限酒、低盐低脂饮食、多食水果蔬菜等，并根据患者的个体情况选择药物，长期平稳控制血压。

（3）控制血糖　应定期检测血糖，必要时测定糖化血红蛋白。糖尿病患者应学会自己监测血糖，掌握降糖药的用法及不良反应，掌握饮食定量及运动量，并且更积极治疗高血压、控制体重和降低胆固醇水平。

（4）降低血脂　高脂血症作为脑卒中的危险因素已被肯定。血脂异常，尤其合并有高血压、糖尿病、吸烟等其他危险因素者首先应改变不健康的生活方式，并定期复查血脂。改变生活方式无效者采用药物治疗。

（5）高半胱氨酸血症的干预　大剂量联合应用叶酸、维生素 B_6 和维生素 B_{12}，能够有效地降低血浆半胱氨酸水平。可通过摄入蔬菜、水果、豆类、瘦肉、鱼类及增加了维生素的谷类食物来保证达到叶酸、维生素 B_6 以及维生素 B_{12} 的推荐需要量。

（6）治疗心脏病　成年人（≥40 岁）应定期体检，早期发现心脏病；确诊为心脏病的患者，应积极找专科医师治疗。

（7）平衡膳食　平衡膳食是指在食物品种和数量上搭配合理，目标是要稳定血压、血脂、血糖及控制体质量。

（8）适度的有氧运动　运动可减肥、降血压、调血脂、促进血管舒张、提高糖耐量和促进脑血管健康。效果最好的运动是大群肌肉的有氧运动，在整个有氧运动过程中人体吸入的氧气与需求大致相当。这种运动可以明显增加心输出量，同时改善脑供血。有氧运动的方式很多，如步行、慢跑步、骑自行车、游泳、跳舞、太极拳、武术等。

（9）戒烟、适量饮酒　劝吸烟者戒烟（动员吸烟者亲属参与劝说，提供有效的戒烟方法）；动员全社会参与，在社区人群中采用综合性控烟措施对吸烟者进行干预；适量饮酒对预防脑卒中有一定益处。红酒在一定程度上可以升高血中高密度脂蛋白水平，减轻动脉粥样硬化。饮酒者一定要适度，男性每日饮酒的酒精含量不应超过 20 ~30g，女性不应超过 15 ~20g。但目前世界卫生组织不提倡不饮酒者用少量饮酒来预防脑血管病。

（10）控制体重　劝说超重者和肥胖者通过采用健康的生活方式如增加运动以减轻体重，降低卒中发病的危险。成年人的 BMI 应控制在 $<24kg/m^2$，体重波动范围在 10% 以内。

（11）定期筛查　对高危人群定期筛查，早期发现脑卒中患者，予以早期治疗。

（三）脑卒中患者的健康管理策略

对于已确诊脑卒中患者，管理措施包括健康教育、改善生活方式和控制基础疾病、对危险因素的预防干预、合理药物治疗、长期追踪督促定期复查及病后咨询指导等。

任务5 糖 尿 病

糖尿病（DM）是一种常见的内分泌－代谢疾病，主要是由于绝对或相对胰岛素分泌不足，以及靶组织细胞对胰岛素敏感性降低所引起的代谢紊乱。典型的临床表现为多食，多饮，多尿，消瘦，疲乏无力等，即“三多一少”症状，常伴发心血管、肾、眼及神经等病变。糖尿病的临床类型主要包括非胰岛素依赖型糖尿病（Ⅰ型）和胰岛素依赖型糖尿病（Ⅱ型），其中Ⅰ型病例占90 %以上。

一、临 床 表 现

糖尿病为一种慢性进行性疾病，其典型症状为出现糖、蛋白质、脂肪代谢紊乱综合征。多食，多饮，多尿，消瘦，疲乏无力，并常出现皮肤瘙痒并伴随四肢酸痛、麻木、腰痛、性欲减退、阳痿不育、月经失调等。高血糖时因眼房水与晶状体渗透压的改变引起屈光改变以致视物模糊。

（一）急性并发症

糖尿病严重的急性并发症有糖尿病酮症酸中毒、糖尿病高渗性非酮症昏迷等。其中，糖尿病酮症酸中毒最常见且严重。糖尿病代谢紊乱加重时，脂肪动员和分解加速，大量脂肪酸在肝经β－氧化产生大量乙酰乙酸、β－羟丁酸和丙酮，三者统称为酮体。血酮升高为酮血症，尿酮排出增多称为酮尿，临床上统称为酮症，这些酮体均为较强的有机酸，可大量消耗体内储备碱，超过机体对酸的处理能力，若代谢紊乱进一步加剧，血酮继续升高，便发生代谢性酸中毒，导致患者急性昏迷甚至死亡。

（二）慢性并发症

糖尿病的慢性并发症可遍及全身各器官，如动脉粥样硬化性心、脑血管疾患，糖尿病性肾病，眼部病变，神经病变等。其中感染是糖尿病患者死亡的主要原因之一。糖尿病患者可因毛细血管脆性增加出现皮下出血和瘀斑，皮肤小动脉病变致供血不足可引起局部皮肤发绀或缺血性溃疡，多见于足部，再加上神经营养不良和外伤等因素还可引起营养不良性溃疡，此时皮肤溃疡较深，无痛，不易愈合。糖尿病病人还常发生皮肤感染，如体癣、指甲癣、足癣及疖痈等化脓性感染，有时可发展成败血症。此外合并肺结核的发生率较高。泌尿生殖感染以肾盂肾炎、膀胱炎、真菌性阴道炎为多见，还可有胆囊炎、胆管炎、胆石症、牙周炎、牙龈溢脓及鼻窦炎等。此外，糖尿病病人还可伴发营养不良性关节炎，受累关节有广泛骨质破坏和畸形等病理改变。

二、流行病学现状

中华医学会糖尿病学分会近年来通过调查发现：我国糖尿病发病由过去随年龄增加缓慢上升，到60岁以后达到高峰，转变为从20岁开始，就成加速上升趋势。经济发达程度与糖尿病患病率有关调查发现，高收入组的糖尿病患病率是低收入组的2～3倍；发达地区的糖尿病患病率仍明显高于不发达地区，城市仍高于农村（11.4%对8.2%）；单纯糖耐量受损的患病率高于单纯空腹血糖受损的患病率。

三、危险因素及风险评估

（一）危险因素

Ⅱ型糖尿病的致病因素包括遗传因素、环境因素及行为因素。遗传因素决定了个体对糖尿病的易感性，环境和行为因素是诱发糖尿病发生的外部原因。糖尿病家族史、肥胖、缺乏身体活动和不合理膳食等是Ⅱ型糖尿病主要危险因素。

（1）遗传因素　研究发现单卵双生子患Ⅱ型糖尿病的一致性达90%以上，而且Ⅱ型糖尿病有明显的家族和种族聚集现象。Ⅱ型糖尿病一级亲属糖尿病的患病率比非家族性糖尿病高3～10倍。

（2）年龄　近年调查发现，60岁以上的老年人糖尿病患病率在20%以上，比20～30岁的人患病率高10倍。在调整其他因素后，年龄每增加10岁糖尿病的患病率增加68%。2016年国家卫计委数据显示，我国糖尿病患病率增长迅猛，平均每10个成年人中就有一人患有糖尿病，年轻化趋势明显。

（3）种族易感性　肥胖程度相同时，亚裔人糖尿病风险增加；与白人相比，在调整性别、年龄和BMI后，亚裔人糖尿病的风险比为1.6。

（4）环境和行为因素

①肥胖：研究显示全身肥胖和向心性肥胖均与糖尿病患病率增加密切相关。脂肪细胞能通过释放游离脂肪酸降低周围组织对葡萄糖的摄取，肥胖相关细胞凋亡可能是胰岛素不敏感的最初表现。

②不合理膳食：研究表明，反式脂肪酸的摄入与体重的增加密切相关，大量脂肪酸的摄入必然增加心脏病的患病风险和胰岛素抵抗。

③高血压与高血脂：Ⅱ型糖尿病与高血压有共同的发病机制，即胰岛素抵抗。高血压患者发生糖尿病的几率是血压正常者的2.5倍，有20%～30%患者在诊断Ⅱ型糖尿病时已有高血压；研究认为空腹血浆甘油三酯（TG）水平升高是中国人群糖尿病发病的独立危险因素，TG水平升高常常是胰岛素抵抗的早期表现，长期的TG水平升高会使胰岛素作用减弱。

④缺乏身体活动：缺乏身体活动增加了肥胖、血脂异常、高血压等的发生危险，与糖尿病的发生也密切相关。

⑤精神压力：生活节奏的加快、社会心理压力、抑郁、睡眠时间少等，也与糖尿病发生有关。有学者发现，在糖尿病人群中焦虑和抑郁情况的发生率分别为42.07%和51.03%，均高于一般人群，抑郁可增加Ⅱ型糖尿病60%的风险。

（5）其他因素　有妊娠糖尿病史或巨大儿生产史、患多囊卵巢综合征、有宫内发育迟缓或早产史以及某些药物的使用，均可增加糖尿病发生风险。

（二）风险评估

1. 高危人群的识别标准

符合以下条件之一者，视为糖尿病高危人群，及时进行血糖筛查：①有糖调节受损史者（空腹血糖受损或糖耐量受损）；②年龄≥45岁；③超重或肥胖（BMI≥24kg/m^2，男性腰围≥85cm，女性腰围≥80cm）；④Ⅱ型糖尿病的一级亲属；⑤年龄≥30岁的妊娠妇女；有妊娠糖尿病史者；曾有分娩巨大儿（出生体重≥4kg）者；有不能解释的滞产者；⑥血脂异常：高密度脂蛋白胆固醇≤0.91mmol/L（≤35mg/dL）及甘油三酯≥2.22mmol/L（≥200mg/dL），或正在接受调脂治疗；⑦血压升高（血压≥140/90mmHg），或正在接受降压治疗，和（或）心脑血管病变者；⑧BMI≥28kg/m^{2}的多囊卵巢综合征患者；⑨严重精神病和（或）长期接受抑郁症药物治疗的患者；⑩静坐生活方式者、有一过性糖皮质激素诱发糖尿病病史者等。

2. 筛查方法

筛查方法有空腹血糖检查或OGTT，推荐应用OGTT。进行OGTT有困难的情况下可仅监测空腹血糖，但会有漏诊的可能性。

3. 筛查结果处理

（1）如果测试结果正常，以后应该最少每3年重复测试一次。

（2）在那些发现未来罹患糖尿病风险增加的个体中，应进行评估并且在合适的情况下治疗其他的心血管疾病危险因素。

4. 胰岛素抵抗、糖调节受损以及糖尿病患者的评估

（1）胰岛素抵抗的检出　胰岛素抵抗是指血中胰岛素的浓度正常甚至高于正常，但其作用下降。Ⅱ型糖尿病的病人均存在不同程度的胰岛素抵抗，尤其是肥胖者，胰岛素抵抗的程度更大。衡量胰岛素抵抗的简单指标有两个：空腹血胰岛素值和HOMA－R值。早晨空腹时血中胰岛素的正常浓度为2～10μU/mL，10μU/mL以上可视为有胰岛素抵抗倾向，15μU/mL以上即表明有明显的胰岛素抵抗性：HOMA－R值是早晨空腹血胰岛素值与血糖值按下列公式计算而出：空腹胰岛素值（μU/mL）×空腹血糖值（mmol/L）/22.5，正常范围为0.5～1.5，超过2.5即可视为胰岛素抵抗。

（2）糖调节受损（IGR）的检出　IGR指个体血糖升高，但尚未到达目前划定的糖尿病诊断水平，表现为空腹血糖受损（IFG）或糖耐量受损（IGT，以往称为糖耐量减退或减低），是将来患糖尿病和心血管疾病的危险因素。①IFG：空

腹血糖为5.6～6.9mmol/L。②IGT：OGTT葡萄糖负荷后2小时血糖为7.8～11.0mmol/L。目前将此期看作任何类型糖尿病均可能经过的由正常人发展至糖尿病者的移行阶段，故也称为糖尿病前期。此期的血糖水平及所伴其他代谢异常，已使器官组织发生损害，尤其是动脉粥样硬化。

5. 糖尿病患者的检出

糖尿病的临床诊断应依据静脉血浆血糖，而不是毛细血管血的血糖检测结果。糖尿病诊断是依据空腹、任意时间或OGTT中2h血糖值。糖尿病的诊断标准为满足以下任一项均可诊断：

（1）糖尿病症状（高血糖所致的多饮、多食、多尿、体重下降、皮肤瘙痒、视物模糊等急性代谢紊乱表现）+随机血糖≥11.1mmol/L。

（2）空腹血糖≥7.0mmol/L。

（3）葡萄糖负荷后2h血糖≥11.1mmol/L无糖尿病症状者，需改日重复检查。

四、治疗原则

（1）糖尿病的教育与心理治疗　其主要目的是让糖尿病病人真正懂得糖尿病，知道如何对待和处理糖尿病。

（2）糖尿病饮食治疗　使糖尿病病人做到合理用餐，给糖尿病的其他治疗手段奠定基础。

（3）运动治疗　让病人长期坚持适量的体育锻炼，保持血糖水平的正常和身体的健美。

（4）糖尿病的药物治疗。

五、健康管理策略

糖尿病健康管理人群主要针对的是一般人群、高危人群和无严重并发症的患者。由于资源的限制，预防Ⅱ型糖尿病应采取分级干预和高危人群优先干预的策略：一级预防针对一般人群和高危人群，重点是高危人群，目标是预防Ⅱ型糖尿病的发生；二级预防的目标是在已诊断的Ⅱ型糖尿病患者中预防糖尿病并发症的发生；三级预防的目标是减少已发生的糖尿病并发症的进展、降低致残率和死亡率，并改善患者的生存质量。

对于存在以下情况者，应尽早进行医疗干预：①空腹血糖>14mmol/L；②有严重的大血管病变，有心、脑、肾并发症，或合并有其他严重原发性疾病；③尿酮体阳性或近一个月内有糖尿病酮症、酮症酸中毒者；④糖尿病伴有严重眼底病变或眼底出血者、伴有足部溃疡和神经病变者；⑤严重的糖尿病肾病；⑥具有腰部或膝关节病变及行动不便的患者；⑦Ⅰ型糖尿病患者和其他类型糖尿病患者。

（一）一般人群的健康管理策略

主要措施是健康教育，包括在一般人群中宣传糖尿病的防治知识，如宣传糖尿病的定义、症状、体征、常见的并发症以及危险因素，提倡健康的行为，以降低糖尿病发病率。

（二）高危人群的健康管理策略

高危人群是糖尿病健康管理的重点人群。在高危人群中开展糖尿病筛查，一旦发现有糖调节受损，应及早实行干预，以降低糖尿病的发病率。主要措施包括：

（1）健康教育　同一般人群的健康教育。

（2）加强筛查　在高危人群中定期筛查，以尽早发现糖调节受损。对于一些因大血管病变、高血脂、肥胖及其他与糖尿病有关的疾病住院者，进行常规筛查。

（3）生活方式干预　以健康饮食和增加身体活动特别是运动为主要内容的生活方式干预，有助于高危人群预防糖尿病。对于已存在糖调节受损者，通过饮食控制和运动，可减少发生糖尿病的风险。应定期检查血糖，同时密切关注心血管疾病危险因素（如吸烟、高血压和血脂紊乱等），并给予适当治疗。改变生活方式的干预目标是：①使 BMI 达到或接近 $24kg/m^2$，或体重至少减少 5% ~7%。②至少减少每日总能量 400 ~500kcal；食用含完整谷物的食物（占谷物摄入的一半）；增加膳食纤维摄入量，不小于 14g 纤维/1000kcal 能量。③饱和脂肪酸摄入占总脂肪酸摄入的 30% 以下。④运动增加到 250 ~300min 周，运动种类、强度等参照早期糖尿病患者运动方案。⑤戒烟。

（三）糖尿病早期患者的健康管理策略

即糖尿病二级预防，其目标对已诊断的糖尿病患者预防并发症的发生。

（1）健康教育　通过教育传授糖尿病防治知识、加强糖尿病患者自我管理意识和技能，从而减少或延缓糖尿病并发症的发生、发展，最大限度减轻糖尿病可能带来的危害。

（2）血糖自我监测　自我血糖监测是指糖尿病高危人群和患者在家中开展的血糖检测，目的是了解血糖的波动情况和控制水平，是使血糖达标的重要措施，也是减少低血糖风险的重要手段。自我血糖监测适用于所有糖尿病患者，对于某些特殊患者尤其要注意加强血糖监测。如妊娠期接受胰岛素治疗的患者，既要血糖控制标准严格又要减少低血糖的发生，为使血糖达标就应该增加监测频率。对于那些没有使用胰岛素治疗的患者可以采用定期结构化的血糖监测，监测次数可以相对较少。自我血糖监测时间点包括餐前血糖监测、餐后血糖监测、睡前血糖监测、夜间血糖监测、出现低血糖症状或怀疑低血糖时以及剧烈运动前后，宜监测血糖。

（3）自我血糖监测方案　自我血糖监测的方案取决于病情、治疗的目标和治疗方案。因血糖控制差或病情危重而住院治疗者，应每天监测 4 ~ 7 次血糖或根据治疗需要监测血糖，直到血糖得到控制。

（4）糖化血红蛋白（HbAlc）监测　我国不采用 HbAlc 作为糖尿病高危人群和患者的判断指标，但 HbAlc 是评价糖尿病患者长期血糖控制的金指标，是指导临床调整治疗方案的重要依据之一。标准的 HbAlc 检测方法的正常值范围为 4% ~ 6%，在治疗之初建议每 3 个月检测一次，一旦达到治疗目标可每 3 ~ 6 个月检查一次。对于患有贫血和血红蛋白异常疾病的患者，HbAlc 的检测结果是不可靠的，可用血糖、糖化血清白蛋白或糖化血清蛋白来评价血糖的控制。

（5）综合治疗　糖尿病的治疗原则是早期治疗、长期治疗、综合治疗、治疗措施个体化，使血糖控制达标，并强调达到综合控制目标。

（6）营养治疗　营养治疗是所有糖尿病治疗的基础。营养治疗主要包括两个方面的内容：一是控制总能量摄入，二是合理膳食。前者指限制每日从食物中摄入的总能量，控制患者体重；后者指应按一定的比例摄取碳水化合物、蛋白质和脂肪等，同时要合理地选择食物，适当补充维生素、矿物质。

（7）运动治疗

①运动治疗的原则：长期坚持、方案个体化、运动治疗的安全性。

②制定运动处方：美国糖尿病协会、欧洲糖尿病研究协会以及 2010 年《中国糖尿病防治指南》已将中等强度的有氧运动和抗阻运动确定为Ⅱ型糖尿病患者（严重并发症者除外）的常规治疗方案。最好每周进行 2 次抗阻性运动，阻力为中度至轻度。比较适合糖尿病患者的有氧运动种类包括步行、慢跑、游泳、划船、功率自行车、有氧体操等。一般采用中等运动强度，达到最大心率的 50% ~ 70% 较为适宜。运动的时间和频度 ≥150min/周，最好每天坚持运动，每天可以安排多次，也可安排一次。每次运动时间在 20min 左右，中间可休息 10min 再继续，量力而行，持之以恒。特别注意，运动时机选择在餐后 30 ~ 60min 开始为好，此时血糖较高，不易出现低血糖。

（8）低血糖的干预　糖尿病低血糖是指糖尿病患者在药物治疗过程中发生的血糖过低现象，可导致患者不适甚至有生命危险，也是血糖达标的主要障碍，应该引起特别注意和重视。

任务 6　骨质疏松

骨质疏松症是以骨组织显微结构受损，骨矿成分和骨基质等比例地不断减少，骨质变薄，骨小梁数量减少，骨脆性增加和骨折危险度升高为表现的一种全身骨代谢障碍疾病。骨质疏松性骨折是可防、可治的，尽早预防可避免骨质疏松及其骨折。

一、临床表现

疼痛、身长缩短和驼背、骨折、呼吸功能下降是骨质疏松症的四大表现。

（一）骨痛和肌无力

轻者无症状，仅在X线摄片或骨密度测量（BMD）时被发现。较重患者常诉腰背疼痛、乏力或全身骨痛，是骨质疏松症最常见、最主要的症状。一般骨量丢失12%以上时即出现骨痛。老年性骨质疏松症最常见的症状是局限性腰背疼痛，占疼痛患者的70%～80%，疼痛可沿脊柱向两侧扩散，仰卧或坐位时疼痛减轻，直立后伸或久立、久坐时疼痛加剧。日间疼痛轻，夜间和清晨醒来疼痛重；弯腰、肌肉运动、咳嗽、用力排便时疼痛加重，休息或持续脊柱固定2～3周后疼痛减轻。少数腰背疼痛伴有四肢放射痛、腰背麻木感等。

（二）身长缩短、驼背

变矮和驼背是老年性骨质疏松症重要的临床表现，多在腰背疼痛之后出现。老年人骨质疏松时椎体压缩，每节椎体缩短2mm左右，身长平均缩短3～6cm。一般来说，女性在60岁以后，男性65岁以后逐渐变矮。女性65岁时身高平均缩短4cm，75岁时平均缩短9cm。脊椎骨骨质疏松使抗压缩能力下降，容易压缩变形，使脊椎前倾、胸曲加大形成驼背。

（三）骨折

骨折是老年性骨质疏松症最严重的并发症。常因轻微活动、创伤、弯腰、负重、挤压或摔倒后发生骨折。多发部位为脊柱、髋部和前臂远端。骨质疏松性骨折的危害性很大，导致病残率和死亡率的增加。如发生髋部骨折后的1年内，死于各种并发症者达20%，而存活者中约50%致残，生活不能自理，生命质量明显下降。

（四）呼吸功能下降

驼背和胸廓畸形者常伴胸闷、气短、呼吸困难甚至紫绀等表现，肺活量、肺最大换气量和心排出量下降，极易并发上呼吸道和肺部感染。髋部骨折者常因感染、心血管病或慢性衰竭而死亡，幸存者生活自理能力下降或丧失，长期卧床加重骨丢失，使骨折极难愈合。

二、流行病学现状

2010年国际骨质疏松基金会（IOF）报告显示，整个亚洲地区目前已成为了骨质疏松症高发地区，骨质疏松症发病率呈上升趋势，并带来了严重的社会问题和经济负担。全球50%～70%的骨质疏松症分别发生在亚洲国家和发展中国家，我国既是发展中国家，又地处亚洲，人口基数大，老龄化速度快，骨质疏松症已成为我国一个严重的公众健康问题。报告显示过去30年中，亚洲地区因骨质疏松引发的髋部骨折发病率增加了2～3倍，同时随着人口的增加和老龄化，到

2050年世界一半以上的髋部骨折病例将出现在亚洲地区。由此带来的经济负担不容小视，中国2006年用于髋骨骨折治疗的费用在63.5亿元以上，而日本在2002年的费用达65亿美元。

报告也显示，在中国内地，目前50岁以上的人群中有大约7000万人患有骨质疏松症，每年68.7万人因此发生髋部骨折。而在我国香港地区，过去40年中，髋部骨折的发病率增加了3倍，新加坡增加了5倍，日本等其他亚洲国家的骨折发病率也呈急剧上升之势。

三、危险因素及风险评估

（一）危险因素

骨质疏松症的主要的危险因素是年龄、性别、缺乏运动、钙和磷的摄取以及维生素D不足。

（1）年龄　65岁以上人群为高危人群。在20岁以前是骨骼的生长阶段，在这个阶段中能获得90%以上的骨量，在其后10余年中，骨骼不再纵向生长，但骨量仍缓慢增加，35岁左右，全身及局部中骨骼单位体积的骨量达到顶峰，称为峰值骨量。骨量通常以某个骨骼部位的骨矿含量和骨矿密度来表示。在获得峰值骨量并相对稳定一定时间后，骨骼进入老化期。骨质疏松症的发生率随着年龄的增大而增加。自40～45岁开始，骨量随年龄增长而减少，称为增龄性骨丢失，主要是由于随年龄增加钙调节激素的分泌失调致使骨代谢紊乱。

（2）性别　女性比男性骨量低30%，患病率高2～8倍，且发生时间也较早。女性骨质疏松高发可能与雌性激素作用有关。雌性激素作用包括两个方面：①对破骨细胞的作用。直接抑制破骨细胞，雌激素缺乏，破骨细胞活跃，骨骼的吸收（被破坏）作用加强。②对成骨细胞的作用。雌激素缺乏，成骨细胞的活性下降（已证实成骨细胞上有雌激素的受体），骨形成量减少。另外，绝经或卵巢切除致使雌激素下降，肠钙吸收下降，也是引起骨质疏松的重要原因。

（3）种族　北欧妇女和身材瘦小的亚洲人相对易患。黑人比白人骨量高10%，黑人、黄种比白种人发病率低。

（4）遗传因素　有骨质疏松家族史者易患。可能有关的基因包括维生素D受体基因、雌激素受体基因、Ⅰ型胶原基因等。

（5）营养因素　矿物质如钙、磷、钠、氟、锌的含量都会对骨质疏松症造成影响；蛋白质摄入不足会阻碍骨形成，摄入过多又是骨质疏松的危险因素；维生素D、K、C也与骨质疏松相关。

（6）身体活动　适当的运动与年轻阶段的骨峰值的形成有关。户外运动减少也是老年人易患骨质疏松症的重要原因。

（7）吸烟、酗酒　长期大量吸烟可直接导致骨丢失加速。酗酒者和长期中等量饮酒者骨密度较低和骨折的危险性增加。且酗酒者跌倒的机会增加，更增加了骨折的危险性。

（8）相关的慢性疾病　糖尿病、肾功能不全等是发生骨质疏松的危险因素。

（9）其他　过度饮用咖啡、浓茶；长期应用糖皮质激素、巴比妥、肝素等药物；宇航员等所处失重环境影响；以上因素均可影响钙质吸收，导致机体钙负平衡。

（二）风险评估

1. 高危人群的识别

符合以下条件之一者视为高危人群，建议进行骨密度测定：①女性65岁以上和男性70岁以上，无论是否有其他骨质疏松危险因素；②女性65岁以下和男性70岁以下，有一个或多个骨质疏松危险因素；③有脆性骨折史或/和脆性骨折家族史的男、女成年人；④各种原因引起的性激素水平低下的男、女成年人；⑤X线摄片已有骨质疏松改变者；⑥接受骨质疏松治疗、进行疗效监测者；⑦有影响骨代谢疾病或使用影响骨代谢药物史；⑧国际骨质疏松症基金会一分钟测试题回答结果阳性者；⑨亚洲人骨质疏松自我筛查工具（OSTA）指数结果≤－1。

2. 骨质疏松的风险评估

发生脆性骨折及/或骨密度低下是诊断骨质疏松症的通用标准。目前尚缺乏直接测定骨强度的临床手段，因此，骨密度和骨矿含量测定是骨质疏松症临床诊断以及评价疾病程度客观的量化指标。

（1）脆性骨折　指非外伤或轻微外伤发生的骨折，这是骨强度下降的明确体现，也是骨质疏松症的最终结果和合并症。发生了脆性骨折，临床上即可诊断骨质疏松症。

（2）诊断标准（基于骨密度测定）　骨质疏松性骨折的发生与骨强度的下降有关，而骨强度是由骨密度及骨质量所决定。骨密度约反映70%的骨强度，若骨密度低同时伴有其他危险因素会增加骨折的危险性。因目前尚缺乏较为理想的骨强度直接测量或评估方法，临床上采用骨密度（BMD）测量作为诊断骨质疏松、预测骨质疏松性骨折风险、监测自然病程及评价药物干预疗效的最佳定量标准。骨密度是指单位体积（体积密度）或单位面积（面积密度）的骨量，两者通过无创技术对活体进行测量。骨密度及骨测量的方法较多，临床上常用的有双能X线吸收测定法（DXA），DXA测量值是目前国际学术界公认的骨质疏松症诊断的金标准。

四、治疗原则

采用运动、营养及药物治疗。骨质疏松症发生骨折，需外科治疗。

（一）药物治疗

有效的药物治疗能阻止和治疗骨质疏松症，包括雌激素代替疗法、降钙素、选择性雌激素受体调节剂以及二磷酸盐，这些药物可以阻止骨吸收但对骨形成的作用特别小。用于治疗和阻止骨质疏松症发展的药物分为两大类，第一类为抑制骨吸收药，包括钙剂、维生素D及活性维生素D、降钙素、二磷酸盐、雌激素以及异黄酮；第二类为促进骨性成药，包括氟化物、合成类固醇、甲状旁腺激素以及异黄酮。

（二）手术治疗

只有在因骨质疏松症发生骨折以后，才需外科治疗。

（三）其他治疗

（1）在成年，多种类型的运动有助于骨量的维持。绝经期妇女每周坚持3h的运动，总体钙增加。但是运动过度致闭经者，骨量丢失反而加快。运动还能提高灵敏度以及平衡能力。

（2）良好的营养对于预防骨质疏松症具有重要意义，包括足量的钙、维生素D、维生素C以及蛋白质。从儿童时期起，日常饮食应有足够的钙摄入，钙影响骨峰值的获得。欧美学者主张钙摄入量成人800～1000mg，绝经后妇女每天1000～1500mg，65岁以后男性以及其他具有骨质疏松症危险者，推荐钙摄入量1500mg/d。维生素D摄入量400～800U/d。

（3）应尽量减少骨质疏松症患者摔倒几率，以减少髋骨骨折以及Colles骨折。

（四）预后情况

预后的决定因素有：①导致骨质疏松的原发病是否得到治愈或控制。②患者具有骨质疏松症的危险因素是否能减到最小。③是否能预防初次和再发骨折。

五、健康管理策略

老年人的骨量或骨密度的高低主要取决于骨成熟期能够获得的峰值骨量以及骨老化期的丢失速度。目前，骨质疏松症的治疗效果不佳，应该以预防为主。

（一）一般人群的健康管理策略

骨质疏松症的一级预防针对一般人群。通过健康教育和促进，提高全人群对骨质疏松的认识。提倡预防从儿童、青少年时期开始，注意合理营养膳食，避免不良的饮食习惯和生活方式，坚持体育锻炼。将峰值骨量提高到最大值并将骨峰值的时间延长是预防老年时期骨质疏松症的最佳措施。

（二）高危人群的健康管理策略

骨质疏松症的二级预防针对高危人群，即早发现、早预防、早治疗。中年时期，应每年进行一次骨密度检查，积极采取骨质疏松症的防治措施，预防和治疗与骨质疏松症发生有关的疾病并适量运动能够增加骨骼中钙的沉积，有利于改善和维持骨结构，预防骨质疏松症的发生。主要措施包括：

（1）健康教育　对高危人群实施系统健康教育，提高其知识水平和自我管理能力，降低危险因素的暴露，改善生活方式，鼓励其定期参与筛查，及时发现早期病变并采取积极防治措施。

（2）合理膳食

①每天饮用奶类：我国居民的膳食普遍缺钙，属于低钙高磷膳食。我国成人膳食中钙摄入400～500mg/d。在天然食物中，牛奶的钙含量高，而且容易吸收，被认为是最好的钙源。建议每天至少饮用500mL鲜牛奶。

②每天吃大豆及其制品：大豆及其制品含钙量较多，是物美价廉的补钙食品。

③经常吃适量的动物性食品：鱼、禽、蛋、瘦肉等动物性食品是优质蛋白质的良好来源。

④多吃蔬菜、水果：不但有利于防治骨质疏松症，而且有利于促进人体健康。但是，一些蔬菜（如菠菜、空心菜、茭白、冬笋等）含草酸较多，能与钙结合形成不溶解的草酸钙，影响和阻止机体对钙的吸收。

⑤吃清淡少盐的膳食：钠的摄入量与骨质疏松症有密切关系，不宜过多摄入酱油、咸菜、味精等高钠食品。脂肪摄入过多导致游离脂肪酸过多，与钙结合成不溶性的钙皂，可从粪便中排出。

⑥饮酒应限量，少喝碳酸饮料和咖啡等。

（3）加强身体活动　运动干预已被认为是一种十分重要的骨质疏松症预防手段。制定运动方案时重点放在增强肌肉和平衡方面。运动种类包括快步走、慢跑、做各种运动操、游泳等，每周运动最好3～5次，每次运动（特别是在户外）时间为40～60min，运动强度宜选择中等为好。同时，运动必须持之以恒。

（4）多晒太阳　每天晒1h的太阳。人皮肤中含有7－脱氢胆固醇，只有通过紫外线的照射后，才能转化为维生素D_3，维生素D_3有促进钙在小肠的吸收的作用。

（5）钙和维生素D　钙、活性维生素D等能调节骨代谢。我国营养学会的推荐剂量分别为每日800mg和200IU，绝经后妇女和老年人日需1000mg和400～800IU。维生素D缺乏会引起继发性甲状旁腺功能亢进，增加骨吸收，从而引起和加重骨质疏松。建议检测25－（OH）－VitD血浓度，以了解患者维生素D的营养状态。国际骨质疏松基金会建议老年人血清25－（OH）－VitD水平等于或高于30ng/mL（75nmol/L）以降低跌倒和骨折的风险。

（6）其他　鼓励戒烟，尽量避免应用的糖皮质激素、巴比妥、肝素等药物。

（三）骨质疏松患者健康管理策略

对骨质疏松症患者，应在改善生活方式基础上，通过抑制骨吸收（雌激素、降钙素、钙制剂）、促进骨钙形成（活性维生素D）等药物治疗，预防骨折。

（1）健康教育　通过健康教育，提高患者对骨质疏松的认识，积极主动地采取各种防治措施；了解骨质疏松性骨折存在的各种危险，预防骨质疏松骨折。

（2）改善生活方式　对于患者，合理膳食、适度的身体活动等是改善骨质疏松的基础，具体方案可参照高危人群措施制定。

（3）药物治疗　具备以下情况之一者，需考虑药物治疗：①确诊骨质疏松者（骨密度 T≤ -2.5 者），无论是否有过骨折；②骨量低下患者，骨密度 -2.5<T值≤ -1.0 并存在一项以上骨质疏松危险因素，无论是否有过骨折；③无骨密度测定条件时，具备以下情况之一者，也需考虑药物治疗：已发生过脆性骨折；OSTA 筛查为高风险；FRAX 工具计算出髋部骨折概率≥3%，或任何重要的骨质疏松性骨折发生概率≥20%。

（4）老年人跌倒的预防　从各种导致跌倒的相对危险度分析，改善肌力能够显著减少患者跌倒的发生。对步态和平衡功能异常的患者进行体育锻炼和康复治疗，增加肌力和平衡训练，选择合适的助步装置能够有效预防老年人跌倒发生。

（5）追踪随访　不同人群采取措施进行干预后，应定期追踪随访。随访内容包括：①健康教育的实施效果；②膳食、运动等生活方式改善情况；③实验室检查：血、尿常规；肝、肾功能；钙、磷、碱性磷酸酶、血清蛋白电泳等；④每 6~12 月复查中轴骨密度的变化，有助于评价干预的疗效。外周骨双能火线骨密度测量和定量骨超声等评价外周骨密度和骨质量的方法，不能反映脊柱和髋部对药物治疗的反应，因此不适合监测药物的疗效。

任务 7　老年合理用药

一、老年用药现状

2016 年，我国 60 周岁及以上人口 2.3 亿人，占总人口的 16.7%；65 周岁及以上人口 1.5 亿人，占总人口的 10.8%，但其消耗处方药数量却占 33%，其中不合理用药占 25%。

老年患者往往同时患多种疾病，需多种药物联合治疗，约有 1/4 老年患者同时用药 4~6 种。因此，由药物相互作用导致的药物不良反应发生率也较大。据国家食品药品监督管理局（SFDA）不良反应检测中心发表的资料：50~60 岁患者的药物不良反应（ADR）发生率为 14.4%，61~70 岁为 15.7%，71~80 岁为 18.3%，80 岁以上为 24%。药源性死亡率约占住院死亡率的 25%。老年患者的药物不良反应明显高于其他年龄组，平均为 22.2%。

经临床研究表明，其不良反应的发生大多属于药物代谢动力学方面的原因，只有少数药物的副作用，属于药效学方面的原因。指导老年人科学合理用药，是老年人健康事业的一项重要工作。

二、老年人的特点

1. 生理特点

老年人的生理变化主要是机体老化、功能障碍，其基本特征为累积性、普遍性、渐进性、内因性、危害性。随着年龄增长人体各系统组织器官逐渐老化衰退致机体活动减退，生物效能减低，环境适应能力减弱，器官应激能力衰减。其中内因性是指老化过程本质上是由于生物体内遗传因素起主导作用所致。普遍性指生物体内的细胞组织和器官普遍发生退行性变化，且这种衰退是老年累积的必然结果，是不可逆性，且所有同种生物个体在大致相同时期内发生衰老。

（1）代谢功能降低　葡萄糖耐量下降。在基础代谢方面，老年人代谢速率减慢、代谢量减少，导致其与中年人相比，基础代谢降低 15% ~20% 。

（2）机体成分的改变　体内脂肪组织随年龄增长而增加，而脂肪以外的肌肉随年龄增长而减少，具体表现为：一是肌肉萎缩，由于细胞量下降，肌肉组织的重量减少而出现肌肉萎缩。二是细胞内液减少导致体水分减少。三是骨组织矿物质减少。其中，以钙减少影响最大，因而出现骨密度降低。因此老年人易发生不同程度的骨质疏松症及骨折。对于老年女性尤为严重，由于停经后性激素缺乏，骨质疏松增加，骨密度降低，较男性更容易出现骨折。

（3）器官功能减退　一是感觉功能减退。感觉减退降低了进食乐趣，导致消化腺分泌减少，影响营养的摄入与吸收，容易造成老年人营养不良或营养不均衡。二是消化系统的功能退化。老年人会出现唾液分泌减少，牙齿松动脱落，胃酸、胆汁分泌减少；胃肠道蠕动降低；偏食或挑食习惯；过分限食，情绪抑郁，尤其独居，极易影响食欲；心血管功能、肾功能下降。

2. 病理特点

由于老年人各种生理功能减退，使生理储备、生化功能及组织学上出现病理性改变，从而易发生某些老年性疾病，且症状常不典型不明显，病情可突然变化，故应多加严密细致的观察，不能麻痹大意。

3. 心理特点

随着机体各系统组织器官的渐进性衰退，以及环境的变化，老年人的心理状态也会相应地发生变化，如近期记忆力减退，感情变得脆弱，抑制能力降低，故易引起发怒、哭泣、忧郁或焦躁不安、自尊心强、性格孤僻等。

三、药物在体内的代谢

药物在人体内的代谢需要经过四个步骤来完成：即吸收、运送、生物转化及排泄以达到药物的完全代谢。

（1）吸收　是指药物进入体内到达血液循环的过程，药物的吸收与给药的途径有关，不同的给药途径可影响药物的吸收和作用。如药物通过黏膜吸收，由于黏膜含有丰富的血管网，是一个迅速的途径；而通过各种注射途径吸收则是最直接、最简易、最快的吸收途径。

（2）运送　是将药物通过血液循环运送到作用部位的过程，即通过血液循环运送到机体组织器官内。而影响药物运送的因素很多，如药物对细胞膜的穿透性、组织器官的血液供应情况、血浆蛋白的结合情况等。

（3）生物转换　是指药物在机体内的化学变化过程。药物在机体内逐步发挥作用后转换成活力低、无毒性、易排泄的物质，这一过程大多在肝脏内进行，有少部分在肾脏、肠道内黏膜中进行。

（4）排泄　是药物在体内被清除的最后过程。药物可以通过被动扩散或主动分泌方式排出体外。通过肾脏排泄，是最重要的排泄途径；但是，应该注意：肾小球滤过能力大约从20岁开始缓慢减弱，到50岁和75岁时，分别降低约25%和50%。肾小球滤过能力减退可以引起药物的肾脏清除速率的降低。其他排泄的途径还包括肺、粪便、唾液、胆汁、泪液、母乳等。

四、老年患者的用药原则

由于老年人机体的生理、生化的特点，药物在体内的药代动力学和药效学发生了改变，因而很难制定统一的给药标准，需要针对老年病人的具体情况，实行个体化治疗的原则。具体表现在临床上就是要掌握以下的原则：

1. 用药简单原则

在针对老年患者的临床治疗过程中，用药应尽量简单，应用最少的药物。一般合用药物控制在3～4种以内，应尽可能少地与作用类型相同相似的药物合用；应尽可能少地与副作用相似的药物合用。在治疗中，应用最低有效量。

2. 用药个体化原则

明确是否需要用药，并根据用药指征合理选择药物；决定适当的用量，寻找最佳给药剂量；老年患者的用药剂量应由小逐渐加大，一般采用成年人1/3～1/2或3/4的剂量，必要时应对老年患者进行血药浓度监测，以合理的调整剂量。应选择合适的剂型；用药时间的选择；合并用药的问题；以及考虑可能出现的不良反应等。

需要注意的是，即使处方开得正确而且合理，药物的不良反应仍然存在，当症状不典型时应想到这点。如发现呕吐、丧失自主性、不舒适、跌倒或精神错乱，要首先查找近期的治疗方案或有无自行用药。

3. 依从性原则

能否按治疗方案进行用药是决定治疗成功与否的关键。老年人常常忘记服药或服错药，特别是有痴呆症状、抑郁症或独居的患者。对于这些老年患者，医务人员要耐心地向其说明，治疗过程中还应取得家属、邻居、亲友的支持。长期用药的老年患者应定期检查肝、肾功能，以避免不良反应的发生。老年患者用药依从性下降的因素包括：缺乏护理和自我保健知识，对医嘱理解不充分，记忆力及视力下降，用药多且复杂等。

提高老年患者用药依从性的途径有：①简化治疗程序和方案；②对有关用药的目的与医生有良好的联系；③建立使用药物的日程表和备忘卡；④多室隔开的给药盒；⑤对患者准确而简短的依从性指导。

4. 注意饮食调节的原则

老年人大多是负氮平衡代谢，加之由于疾病，往往有消瘦、贫血、低蛋白血症等，影响药物的治疗。为更好发挥药物的疗效，必须重视食物营养成分的选择和搭配。如老年性糖尿病人控制食物以保证降血糖药物的疗效；控制饮酒以避免老年患者摄入 B 族维生素量减少。增加食物营养，增加老年患者对化疗药物的耐受力。

5. 针对老年患者用药的人文关怀

除了在临床中应注意的诊疗原则和用药原则，我们还应注意对老年患者进行人文关怀。应该注意老年人一些生理上的不便，如视力较差应避免处方用滴管计算用量的药物，以大字注明药物名称、用法用量；行动协调障碍者可能打不开某些药物的包装；吞咽不便而把不允许掰碎的药片掰碎后服用（缓释片）。应注意按时按量，明确服药后的注意事项，注意服药后的反应。最好有专人负责照顾老年人（特别是记忆力差或有老年痴呆综合征）的医疗保健工作，以免发生服错药、服错剂量、漏服、重复服用等问题。

五、老年人各种常用药的注意事项

1. 消化系统用药

老年人随着年龄的增长，体内各个器官功能都在逐渐减退，消化功能也不例外，也在减退，如胃肠功能减退可以引起胃肠蠕动功能减慢，经常出现便秘，腹胀等症状，多以进食后为重，伴食欲不振，进食减少。因此，常需要服一些促进胃肠动力的药物和导泻药物治疗。应用这些药物时要注意，要选那些作用比较缓和的药物，特别是导泻药物，因为老年人对药物的代谢能力减慢，很容易造成药物在体内的蓄积，如果药物在体内蓄积过多可以引起腹泻不止，造成机体脱水、内环境紊乱等不良后果。因此，老年人如果出现便秘，不应长期服用导泻药物，应调整饮食，合理配餐，加强身体锻炼，养成定时排便习惯，必要时可应用开塞露等药物治疗，以减轻病人痛苦。如果老年人出现呕吐、恶心、嗳气等胃肠道症状，不要随便给予“胃复安”治疗，因为胃复安容易引起不良反应，发病时临床表现复杂多样，有的类似癔症、癫痫、神经官能症、破伤风等疾病的某些临床表现。给临床诊断治疗带来不便。然而，胃复安药物毒性很低，在一般人应用当中，只有 1% 左右的病人会出现毒性反应。而老年人应用很容易出现不良反应，这与老年人的特殊体质有关。

2. 心血管系统用药

高血压病、心血管疾病是老年人的常见病和多发病，而且这些疾病都需要长期服用药物治疗，老年人由于对药物的代谢功能减退，很容易造成药物在体内的蓄积，引起药物的副作用，损伤机体的组织器官，甚至加重病情。

（1）血管紧张素转换酶抑制剂　卡托普利，常用于治疗高血压病及心功能不全，但是长期应用可以引起血钾的升高，因此，在应用时要定期复查血钾钠等离子，而且要避免与保钾利尿药物同用。另外，卡托普利还可以引起咳嗽，特别是老年人更容易引起咳嗽症状。因此，老年人伴有呼吸系统疾病，如气管炎、肺气肿，尽量少用或不用这类药物。

（2）噻嗪类利尿药　双氢克尿噻，既可以用于降低血压，还可以用于利尿，双氢克尿噻长期应用可以抑制尿酸排泄，引起高尿酸血症，甚至引起痛风。因此，合并痛风的病人要禁用。

（3）β受体阻滞剂　常用于治疗高血压病和心律失常，美托洛尔、阿替洛尔、比索洛尔等作为β受体阻滞剂，长期应用不仅引起心动过缓，房室传导阻滞等，还会引起支气管哮喘。虽然糖尿病不是使用β受体阻滞剂的禁忌证，但它增加胰岛素抵抗，还可能掩盖和延长降糖治疗过程中的低血糖症，使用时加以注意。特别是合并糖尿病者更要注意。

3. 脑血管系统用药

随着年龄的增长，人体内各种组织器官的功能都在程度不同的降低，会出现脑萎缩、脑动脉硬化等，甚至出现脑卒中，大多数脑卒中会遗留后遗症，如脑梗死后遗症、脑出血后遗症等。有的老年人为了防止上述现象的发生，定期进行所谓的“通血管疗法”，就是定期进行“扩血管”治疗。不管有没有临床症状，也不进行临床检查，都用扩血管药治疗。这是不科学的，因为长期盲目地应用扩血管药物治疗，可以损伤血管壁的弹性，影响血管的舒缩功能，对于血压偏低的病人，可以加重低血压，进一步减少组织器官的血液灌注，甚至引起缺血性脑卒中的发生。特别对高血压病人，很容易引起出血脑卒中等并发症。因此，应该定期进行体格检查，根据检查结果，来决定是否需要用药，用什么药治疗，才能达到预防的目的，还可以防止不良反应的发生。另外，近年来，“阿司匹林”应用非常广泛，常用它来抗血小板聚集，防治冠心病、脑血栓等。其实，阿司匹林的副作用很多，包括消化不良、恶心、腹痛、腹泻、消化性溃疡、胃炎及胃肠出血等。老年人对药物的代谢缓慢更容易出现不良反应，用时必须定期检查，而且剂量要减少。伴有高血压病、胃炎或消化性溃疡的人用时更要注意，避免诱发出血。

4. 慎用安眠药

老年人因入睡时间延长，熟睡时间缩短，很容易早醒。其实这是老年人的正常生理现象，不必紧张。但有时因为精神紧张、气候变化、疾病等因素引起失眠时，则可以服用少量安眠药进行必要的治疗。老年人因对安眠药的分解排泄能力减慢，长期应用容易出现药物依赖性及药物毒性，因此，不可滥用，应短期应用，而且要减少用量；必须长期应用时，应不断换用药物品种，以避免发生药物依赖性。睡眠前禁忌烟酒，不要喝咖啡，不要进食过饱，这样可以有利于入睡，尽量减少安眠药的应用。

5. 避免滥用抗生素

老年人由于机体抵抗力降低，合并感染的机会较多，为抗感染，老年人应用抗生素尤其应用广谱抗生素的机会也随之增加。抗生素不合理的应用，尤其是广谱抗生素的应用，常引起细菌耐药性的发生甚至出现二重感染（药物敏感的病原体受抑后，不敏感的病原体大量繁殖而致病），以致造成病情难以控制的局面。因此，如果出现感染，应在医生的指导下合理应用抗生素，不要自己盲目应用抗生素。

6. 避免滥用止痛药

老年人因骨关节的退行性病变，很容易出现腰腿痛、肩背痛、关节疼痛，并且长期服用解热镇痛药、去痛片、消炎痛片等治疗。实际上，长期服用这些药物，害多利少，如老年人使用解热镇痛药用量过大或用药时间间隔过短，病人可以出现大量出汗而引起虚脱。长期应用去痛片则可以引起骨髓抑制造成粒细胞减少、贫血，还可以引起肾脏功能损害、血红蛋白变性和严重过敏反应。长期应用消炎痛有时可引起胃肠道出血及椎体外系病变等毒副反应，必须引起注意。

【案例】

（1）王某，男性，73 岁，有慢性阻塞性肺病病史 10 年，平时晨起有咳嗽、咳痰症状；冬季容易感冒，每次感冒时咳嗽、咳痰加重，有时气急、心悸发作。曾在某三甲医院诊断为“慢性阻塞性肺病、慢性肺源性心脏病”，现生活尚能自理。平素喜欢宅在家里，夜间偶有胸闷发作，进食量少，眠欠佳，二便正常。查体：BP126/66mmHg，双指端发绀，胸廓前后径增大，双肺呼吸音较弱，HR104 次/min，双下肢轻度凹陷性浮肿。辅助检查：血常规未见明显异常，血氧饱和度 87%。请对该患者进行健康指导。

（2）男性，50 岁，身高 170cm，体重 75kg，高血压 5 年，现口服氨氯地平 5mg/d 平时血压控制 130 ~ 140mmHg/80 ~ 90mmHg，请对该病患开处运动处方。

（3）张某，男性，53 岁，某企业高管，有高血压病史 5 年，现口服氨氯地平控制血压，自述血压控制 140 ~ 152mmHg/78 ~ 100mmHg。吸烟，每天一包，平时应酬多，经常熬夜加班，开车上下班。睡眠及二便正常。查体：BP146/96mmHg，身高 172cm，体重 80kg，腹围 96cm，双肺呼吸音清，HR84 次/分，第二心音亢进，未闻及病理性杂音。请对该病患进行健康指导。

（4）患者王某，退休，男，60 岁，身高 170cm，体重 80kg，临床诊断：Ⅱ型糖尿病，请确定具体的饮食治疗方案并列举出营养控制是否得当的观察指标。

（5）李大妈，66 岁，腰背部弥漫性疼痛 6 年，医院曾诊断为“骨质疏松症”，未按照治疗方案正规服药，也未在饮食上加强相应的营养，1 天前不慎摔倒导致髋骨骨折。李大妈家住农村，生活拮据，三餐以面食为主，喜高盐饮食。请分析①导致李大妈骨质疏松的原因有哪些？②针对李大妈的情况，哪些健康指导？

（6）老刘患有高血压多年，一直服用复方降压片。最近气温升高，导致其血压升高，食欲不振。老刘未去医院就自行加大剂量治疗，结果一天下午，老刘突入晕倒，反复几次，把家人吓坏了，赶快送医院就诊。经检查发现是低血钾诱发的室性心动过速。问题：根据以上病案，请分析老刘低血钾诱发的室性心动过速的可能原因是什么？老刘用药方面存在怎样的问题？他应该如何合理用药？

【思考与练习】

1. COPD 高危人群应该怎样进行管理？
2. COPD 病患健康管理的方面有哪些？
3. 高血压的危险因素有哪些？
4. 高血压病高危人群的健康指导有哪些方面？
5. 高血压病患者的健康指导有哪些方面？
6. 对于冠心病高危人群应当如何评估？
7. 冠心病的一级管理包括哪些方面？
8. 简述糖尿病危险因素中的不良生活方式。
9. 列举 5 个确定糖尿病高危人群的标准。
10. 列举 7 项脑卒中可干预的危险因素。
11. 简述脑卒中的康复原则。
12. 骨质疏松的临床表现有哪些？
13. 老年人用药的选药原则是什么？
14. 老年人用药，有哪些常见误区？
15. 老年人用药，有哪些注意事项或禁忌？

项目四　老年身体活动管理

【学习目标】

1. 掌握老年人身体活动评估内容；
2. 掌握老年人的运动干预方法；
3. 掌握抗阻运动对老年人体适能的影响；
4. 了解慢性疾病的运动处方。

任务1　老年身体活动的评估

人口老龄化是当今世界各国普遍面临的重大社会问题，我国也不例外，但我国老年人的健康状况并不理想，城市中部分老年人除患有各种各样的疾病外，存在着体重超标、身体虚弱、精力不足的现象，并且存在失落、孤独、抑郁、焦虑等心理问题；研究表明人步入老年以后，生理机能和身体素质不可避免地发生显著下降，但机体的结构和功能仍然存在着提高和改善的可能性，比如适度的体育锻炼，使机体承受一定的运动负荷，可以加强血液循环，改善组织细胞的物质代谢过程，从而使老年人机体的退化速度减慢及退化程度减轻。而且，在体育锻炼中，老年人失落的情绪可以得到排遣，获得满足感和愉悦感，改善心理状态。

一、老年身体活动的相关概念

（一）体适能

体适能是指人体所具备的有充足的精力从事日常工作（学习）而不感疲劳，同时有余力享受康乐休闲活动的乐趣，能够适应突发状况的能力。体适能包括运动体适能和健康体适能。

运动体适能是指完成各种动作或进行各种运动的时候，人的身体所表现出来的各种能力，包括速度、力量、耐力、爆发力、反应时间、灵敏和柔韧性等，是提高竞技能力的先决条件。

健康体适能是指心血管、肺和肌肉发挥最理想效率的能力，是与健康有密切关系的体适能。老年人健康体适能主要内容包括：①心肺适能：又称有氧耐力，是机体持久工作的基础，被认为是健康体适能中最重要的要素。②身体成分：即人体内各种组成成分的百分比，身体成分保持在一个正常百分比范围对预防某些慢性非传染性疾病如糖尿病、高血压、冠心病等有重要意义。③肌肉适能：包括肌力和肌肉耐力，肌力是肌肉所能产生的最大力量，肌肉耐力是肌肉持续收缩的能力，是机体正常工作的基础。④柔韧适能：是指在无疼痛的情况下，关节所能活动的最大范围。柔韧素质对于保持人体运动能力、防止运动损伤有重要意义。

老年人在进行身体活动特别是运动时，选择适合自己体适能水平的运动内容很重要，这样才能安全、有效地运动并感到舒适。耐力训练可以帮助维持及促进各方面的心血管功能（最大摄氧量、心输出量及动静脉氧差）及提升中等强度运动表现；另外，耐力训练还可以降低与心脏病及糖尿病有关的危险因子，改善健康状态，有助于延长寿命。肌力训练则有助于避免肌肉质量及肌力随着老化而降低；此外，规律运动的好处还包括增进骨骼健康以减少骨质疏松所带来的危险、增加姿势的稳定以减少因跌倒所造成的伤害与骨折，以及增加柔韧性与动作范围。虽然心理方面的研究并不如生理方面丰富，但仍有证据显示，规律地参与运动可以提供许多心理上的保健作用，其中包括自我认知的改变、抑郁症状及行为的降低与自我控制和自我效能的提高等。

老年人参与规律性的运动可能在一些有关生理学或体适能方面的经典指标上（如最大摄氧量、肌肉耐力、身体组成等）不一定会产生明显增强效果，但对于健康（如疾病危险因子的降低）及生理功能的提升肯定是有帮助的。因此，老年人从事规律运动及身体活动所带来的益处，最主要体现于它可以促进身体健康、独立自主生活、改善生理功能及提高生活品质。

（二）身体活动的分类

1. 按日常活动分类

（1）职业性身体活动。

（2）交通往来身体活动。

（3）家务性身体活动。

2. 按能量代谢分类

人体通过营养物质的摄入和能量消耗来维持能量代谢的平衡。能量消耗途径主要包括基础代谢、身体活动和食物生热效应三个方面，其中身体活动是能量代谢途径中可变性最大的部分，可以分为有氧代谢运动和无氧代谢运动。

（1）有氧运动概念和特点　有氧运动是指躯干、四肢等大肌肉群参与为主，在运动强度较小时，人体的代谢方式以有氧氧化系统供能为主，参与运动的肌肉较多，运动的时间较长。如长走、长距离慢跑、长时间游泳、骑自行车以及多种球类等运动。

有氧运动的特点是运动强度低、有节奏、不中断、持续时间长、易于坚持。运动时间比较长，对心肺功能有很高的锻炼价值。有氧运动的运动强度多为低中强度，由于运动强度较低，这就保证运动中氧需要量与供应量达到生理上的平衡，运动所需的能量主要是通过氧化体内的脂肪或糖来提供。

有氧运动的作用是不仅有利于提高心肺功能、预防肥胖、降低血脂、控制血压、增加骨密度，还可以防止骨质疏松、提高机体抵抗力以及改善心理状态。

（2）无氧运动概念和特点　机体在大运动强度下，或者是从事急速爆发力参与的运动时（如力量举、短跑冲刺、拳击等），机体瞬间需要大量的能量，主要通过糖的酵解代谢过程提供能量，这种状态下的运动称为无氧运动。糖酵解过程产生大量乳酸等中间代谢产物，不能迅速排除，所以运动后参与者会感到肌肉酸痛，容易导致肌肉疲劳，而且肌体恢复时间较长，严重时会出现酸中毒和肝肾负担增加。由于无氧运动大部分是负荷强度高、瞬间性较强的运动，所以持续长时间较难。无氧运动的作用主要有训练骨骼肌和爆发力、增加肌肉比例和塑造形体上的健美等。

3. 按生理功能和运动方式分类

（1）关节柔韧性和灵活性活动　通过躯体或肢体的伸展、拉伸和旋转等活动，锻炼关节的柔韧性和灵活性。老年人锻炼柔韧性最佳的项目是：保健体操、瑜伽、静力拉伸、太极球、乒乓球、广场舞蹈等。锻炼灵活性最佳的项目是：球类运动项目及体适能健身专项练习。老年人灵活性和柔韧性的锻炼可以扩大关节韧带的活动范围，有利于提高身体协调性，避免发生意外事故几率及减轻损伤；还可帮助肌肉恢复，放松肌肉，减少肌肉疲劳。

（2）抗阻运动

①抗阻运动的概念：抗阻运动即肌肉抗阻力运动，又称为力量训练，机体是通过肌肉克服一定阻力而进行的训练，包括肌肉力量与肌肉耐力的锻炼。老年人阻力练习可通过自身重量或外部阻力施加训练。自身的阻力，如俯卧撑、平板支撑、爬楼梯或利用固定物体克服自身重量的各种练习等；外部的阻力，如健身器械训练、搬举重物（如哑铃、提壶等）、牵拉橡皮或弹簧、利用特制的力量练习器进行练习等。

日常生活中身体参与各种活动，都必须依靠肌肉收缩来完成。肌力不足，活动起来就会感到吃力，进而产生疲劳；老年人肌肉退行性功能降低，不但生活不便，还会出现损伤，甚至生活无法自理。因此，老年人进行适宜的力量训练，可增强肌肉质量和耐力、改善老年人体质、提高生活自理能力。只要合理地控制运动负荷，注意体育卫生与运动伤害防护，力量训练可以和有氧运动一样作为老年人规律性锻炼的方式之一。

②抗阻对于老年人的促进作用

a. 力量训练与老年人心肺适能：心肺适能反映由心脏、血液、血管和肺组成的呼吸和血液循环系统向肌肉运送氧和能量物质、维持机体运动能力的重要指标。拥有良好心血管适能的老年人通常也具有较好的耐力或有氧工作能力。

老年人的心肌呈褐色萎缩，心输出量减少，血管弹性下降，动脉管壁有粥状硬化斑块形成，血压逐渐上升；肺组织弹性降低，氧弥散功能出现障碍，呼吸肌力量减弱、韧带弹性减弱，胸廓活动度减小，呼吸功能明显减退。据调查统计当前我国老年人罹患高血压、糖尿病和呼吸性支气管炎等和心肺适能相关的疾病是我国老年人健康的最大威胁因素。

b. 力量训练对心肺适能的影响：对健康老年人进行 12 周的腿屈伸和腿弯举训练，发现老年人的收缩压明显降低。但有学者指出，血压在力量训练开始后 3 周到 3 个月内会下降，其后血压不会进一步下降，而且停止训练后血压还会反弹。力量训练可降低血管紧张度，增强大动脉顺应性，缓解消除微血管痉挛，降低血压。保证安全的前提下，合理安排锻炼的时间、锻炼方式和运动负荷，高血压病和心脏疾病患者的运动处方应包含力量训练的内容。实证性研究发现，力量训练使老年人的肺活量显著提高。通过力量训练增加瘦体重，肺活量增加，慢肌纤维得到有效锻炼，从而使得肌肉利用氧能力提高。

c. 力量训练与老年人骨骼肌肉适能：老年人肌肉活动减少，肌力逐渐衰退；肌肉收缩蛋白合成减少，肌纤维数量下降、体积变小，肌肉横断面积也随年龄的增大而减少；肌肉呈假性肥大，肌肉功能降低、易产生疲劳。老年人骨骼中成骨细胞的活性降低、成骨功能减退，但破骨细胞的重吸收功能相对增加，导致骨量减少，骨中蛋白基质减少，产生骨质疏松；老年人骨的韧性降低，脆性增大，易发生骨折。

d. 力量训练对老年人骨骼肌肉适能的影响：两个月的抗阻力量训练可以使老年人肌肉力量提高了 28%，改变了 20 年中由于年龄增长而出现的肌肉力量丢失，因此老年人肌力具有良好的可训练性。还有研究表明对 70 岁左右老年男女进行 12 周的力量训练，发现最大动力性力量平均增加 100%，其肌肉横截面积增加 10%，并观察到所有类型的肌纤维横截面积均有所增加。力量训练能有效改善肌肉适能，但老年人肌肉衰退最明显的是伸展肌，其力量训练的重点应集中在腰背伸肌和下肢肌。

采用传统力量训练和振动力量训练对 35 名老年健康男女 10 个月的规律性训练，传统力量训练结束后，只有老年男性骨密度有显著提高；振动力量训练后老年男性和女性各所测部位的骨密度均有显著增长。通过对绝经女性进行为期 2 年的力量训练来保持脊柱和股骨近侧端骨质，发现力量训练可减少骨量丢失。长期的力量训练可以减缓或保持骨量丢失，达到对骨密度的有效改善，有助于缓解老年人骨萎缩，防止骨质疏松。

e. 力量训练与老年人体成分：老年人体内总水量、细胞内液均随年龄的增长逐渐减少，机体生理性的衰老致使体密度持续下降，瘦体重下降。加上老年人身体活动量少，摄入、吸收、代谢等方面的障碍，由于能量过剩、缺乏锻炼而形成的肥胖（脂肪堆积）是老年人群中常见的现象，脂肪在体内堆积，不被机体所利用，临床表现为男性下腹壁出现脂肪垫，女性腰腹脂肪增多。肌肉是人体消耗脂肪最大的器官，适宜的力量训练使肌肉收缩，机体的神经中枢受到良性刺激，调动分布于躯干深部的短肌兴奋性，改变骨骼肌的物理黏滞性，消耗更多的能量物质。

对30名男性老年人进行1年的力量训练后，发现受试者体脂百分比从22.5%降到22.3%。通过横向研究发现，负重抗阻练习使老年男女受试者安静时代谢率增加，安静时代谢率的大小对预防腹部肥胖至关重要。另外有学者指出，老年人肥胖（尤其是腹部肥胖者）体内体脂百分比与血糖值呈正相关，力量训练对老年人增加骨骼肌血流量，使葡萄糖跨越肌细胞膜输送增加，提高胰岛素敏感性，缓解胰岛素耐受性，从而预防肥胖和Ⅱ型糖尿病。

力量素质作为一项基本素质对老年人身体健康具有积极的作用。老年人身体各器官系统均呈现退行性变化，各项功能日渐下降。合理适宜的力量训练不但能预防老年人肌肉萎缩，促进机体新陈代谢，改善骨密度，还能降低心血管疾病的发病率、维持身体平衡能力、提高生活质量和幸福感。在指导老年人进行力量训练时，要避免运动伤病事故的发生，最大程度降低运动中意外事故的发生风险，使力量训练对老年人健康体适能的效应达到最大化。

（3）身体协调性练习　协调性指身体作用肌群时机正确、动作方向及速度恰当，平衡稳定且有韵律性。在各项体能训练中，协调性训练涉及因素最多，除了遗传、心理个性外，尚有肌力与肌耐力、技术动作纯熟度、速度与速耐力关系、身体重心平衡、动作韵律性、肌肉放松与收缩以及柔韧性等。

协调性训练法一般具有以下九种手段：①不习惯动作之各种身体练习；②反向完成动作；③改变已习惯动作速度与节奏；④以游戏方式完成复杂动作；⑤要求创造性改变完成动作方式；⑥采用不习惯组合动作，使已掌握动作更加复杂化练习；⑦改变动作空间范围；⑧利用各器械或自然环境做各种较复杂练习；⑨适时用信号或有条件刺激以使运动员做改变动作的各种练习。

二、老年人身体活动的评估方法

身体活动和运动的评估方法分为两类，一是借助于仪器、试剂进行测量的客观测量方法，是从身体活动能量消耗角度对身体活动进行监测评估；二是以身体活动问卷形式的主观测量方法，是从身体活动的强度、频度和每次活动持续的时间三方面来评估身体活动。

（一）客观评估方法

1. 心率监测法

心率监测法的原理是心率在一定强度范围内，通常是110～150次/min，心率与耗氧量呈线性关系。心率监测法容易受到环境温度、湿度、情绪变化和身体姿势的影响，单纯记录心率的方法不够准确，特别对低水平的老年人身体活动如步行，测量结果不准确。

2. 运动传感器监测法

运动传感器可以固定在身体上，通过感应肢体或躯体的运动或加速度来测量身体活动。常见的运动传感器分为计步器和加速度传感器。

（二）主观评估法

1. 问卷调查

问卷一般分为自填和访谈形式，在一些人群调查中还经常采用集体讲解和个别指导结合的形式组织问卷调查。目前，应用比较广泛的有国际身体活动问卷（IPAQ）、全球身体活动问卷（GPAQ）、明尼苏达休闲时间身体活动问卷（MLT PAQ）等。

2. 日志记录

以日志的形式记录一天中各种身体活动的情况和时间，可以较为准确掌握总的身体活动水平，如以15min为一段，逐段记录各种活动。

3. 体适能评价方法

体适能评估方法比较多，包括耐力的评价、肌肉力量评价、柔韧性素质测评等，下文主要针对功能性体适能的评价方法进行介绍。

（三）功能性体适能评价方法

（1）30s连续坐椅站立　坐在42cm左右高度的椅子上，背挺直，双手交叉于胸前，进行起立坐下共30s，记录完成次数。如果能达到15次以上（70岁以上老人10次以上）就为良好。

（2）30s屈伸臂　坐在椅子上，双脚脚掌贴于地面，手持哑铃屈臂至肩部，共30s。如果能达到12次以上（70岁以上老人8次以上）就为良好。

（3）2min原地踏步　站立于地面，双脚交换原地踏步，大腿抬至与地面平行，记录2min内单腿次数，如果能达到120次以上（70岁以上老人100次以上）就为良好。

（4）坐椅体前伸　坐在椅子前缘，一腿弯曲，脚掌贴于地面，另一腿向前伸直脚跟着地，脚尖翘起约90度，两只手手掌互叠（中指互叠）向伸直腿伸展。触摸到脚背为优秀。

（5）抓背伸展　一手伸至脑后往下伸展，手心贴背部，另一手往背后上方伸展，手背贴背部，双手中指相对，能重叠者为优秀。

（6）6min走　计算一下在6min内能走多少米。60～70岁者完成650m，70岁以上者完成550m以上为体适能良好。

任务2　老年身体活动的干预管理

运动处方就是采用处方的形式，根据老年人身体健康状况而制定的一种科学的、定量化的身体活动锻炼计划。运动处方的主要内容一般包括运动方式、运动强度、每次运动持续的时间、运动频率和执行运动处方。

随着人们健康意识加强，越来越多的老年人采取体育锻炼来提高身体素质。由于老年人身体生理功能较弱，或同时患有某些老年性疾病，在健身时对运动时间、强度、频率、方式的正确把握十分重要，科学的运动才能真正有利于健康。

一、运动处方的基本内容

（一）运动种类

应根据运动处方的制定目的来选择运动种类。另外，锻炼者的体力、运动水平、运动设施及有无指导者均会对运动种类的选择产生影响。运动项目中如自行车、游泳、跳舞及太极拳都是老年人不错的选择，需要注意的是这些运动对于老年人的安全性、趣味性、可行性。最重要的是这项运动老人是否可以坚持并持续参与。

（二）运动强度

运动强度是指单位时间内的运动量，通过运动强度的设计可以将运动处方定量化。运动强度可根据心率、最大吸氧量的百分数、自觉疲劳程度等来确定。强度过小不能起到锻炼的作用，强度过大还可能带来不利的影响。

（三）运动时间

在运动处方的设计中，运动量的确定是至关重要的，它将直接影响锻炼的效果；而运动量是由运动强度和运动时间共同决定（运动量 = 运动强度 × 运动时间）。当运动量确定时，运动强度与运动时间成反比。运动强度较大则运动时间较短，运动强度较小时运动时间较长，前者适宜于老年活动体力较好者，后者适宜于老年及体力较弱者。

（四）运动频度

运动频度即每周运动的次数。运动间隔时间过长或过短都会影响运动处方的效果。

（五）注意事项

在运动处方中，为确保锻炼者安全，必须提出相应的注意事项。在运动处方实施过程中，由于运动环境、个人身体条件等的变化性，使得运动前制定的处方可能有不适合的地方，人们只有通过在实践中反复地调整、修正，才能使运动处方更科学合理，保证人们在安全、有效的运动中愉悦身心，增强体质。所以，必须时刻注意对运动处方的调整。同时，运动进度应与个人能力、耐力、健康状况、年龄、喜好及目标而定，一般分为起始阶段、适应阶段及维持阶段。

二、运动处方制定的程序

（一）健康筛查和发生意外的风险评估

对于老年人运动强度、时间、频度、进度和程序组织不当，极有可能发生心血管突发事故、外伤，甚至猝死情况。日常身体活动很少的人在开始参加运锻炼前需要进行健康筛查；老年人更加需要定期进行必要的医学检查。检查的结果是决定被干预的老年人是否适宜参加运动锻炼、怎样锻炼以及制定身体活动干预计划的重要依据。

健康筛查需要收集病史、症状体征和各种医学检查的信息，然后对干预对象参加运动锻炼发生意外的风险进行评估和危险度分级，在此基础上提出身体活动的干预计划以及安全保障的措施。健康筛查的基本程序如图 4 –1 所示。

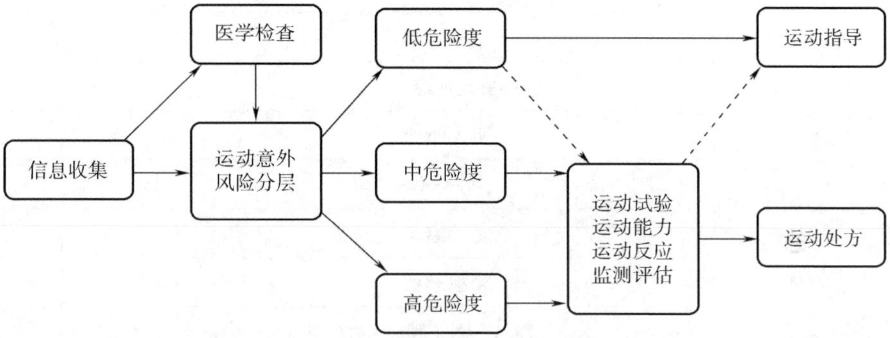

图 4 –1　健康筛查基本程序

1. 病史和症状的收集

重点在于筛查与心血管健康有关的信息以及与运动功能有关的信息。一些被干预的老年人已经处于疾病状态，但是没有就医诊断和治疗。可通过更深入的症状体征询问，对此进行初步判断，并提出进一步就医检查的建议（表 4 –1）。

表 4 –1　健康初筛问卷

一个日常很少进行身体活动的人，在决定参加运动锻炼时需要回答下列问题	是	否
是否因心脏的某些疾患，有专科医生建议你限制身体活动的强度？		
活动时是否感到胸痛、头晕？		
在过去的 1 个月中，不活动时，是否有过胸痛？		
是否有过因头晕而失去平衡，甚至失去知觉的情况？		
有没有骨关节系统的疾患，运动是否加重病症？		
现在是否服用降压或治疗心脏病的药物？		
有没有其他身体健康的理由影响你参加运动锻炼？		
是否有糖尿病、高尿酸等代谢疾病？		

上述所有问题，如有一项的回答为“是”，则应建议干预对象尽快去就诊，根据具体情况做进一步检查。必要时，请专科医生会诊，决定是否可以运动。如

果上述所有问题的回答都为“否”，可以建议干预对象开始调整身体活动量，并为其开具运动处方。

更细致的病史和症状可以按表4－2收集。

表4－2　　病史和健康状况调查问卷

项目	病史和健康状况	是	否
病史	心梗、心绞痛、心肌病变		
	心脏手术		
	心脏介入治疗		
	心脏起搏器植入		
	除颤治疗		
	心脏瓣膜病		
	心力衰竭		
	心脏移植		
	先天性心脏病		
症状	用力时胸部感觉不适		
	曾经有过不明原因的气短		
	曾经有过头晕、昏厥、眩晕		
其他健康问题	正在服用心脏病治疗药物		
	已诊断患有糖尿病		
	已诊断患有哮喘或其他肺部疾病		
	短距离步行小腿有烧灼感或肌肉痉挛		
	有限制活动的其他肌肉或骨关节问题		
	担心运动会发生安全问题		
	正在服用处方药		
	脚踝、膝盖、肩部、肘关节是否受力		

2. 风险评估和危险度分层

依据收集到的健康信息和其他临床数据，可以将被干预老年人参加运动锻炼发生心血管意外的风险进行评估，即对干预对象冠心病危险因素进行评分和危险度分层。针对不同危险度对象，应制定不同的干预计划。表4－3和表4－4为美国运动医学会推荐的分层依据，实践中可参照应用，表中所列针对不同危险度对象的措施可作为进一步制定干预计划的依据。

表 4-3　冠心病危险因素评分

指标	描述（每项指标记分一次）	记分
家族史	心梗、冠脉再通、父亲或兄弟 55 岁前猝死、母亲或姐妹 65 岁前猝死	1
吸烟	现在或 6 个月之内吸烟	1
高血压	两次测量收缩压≥140mmHg，舒张压≥90mmHg，服用抗高血压药	1
血脂异常	LDL > 3.26mmol/L 或 TC > 5.0mmol/L，HDL < 1.0mmol/L，服用降脂药	1
HDL	> 1.5mmol/L	-1
空腹血糖	两次测量均≥5.56mmol/L	1
肥胖	BMI > 28kg/m^2，男性腰围 > 85cm，女性腰围 > 80cm	1
生活方式	周中等强度身体活动 < 150min	1

表 4-4　运动意外伤害风险分层

分层	依据	措施
中	男≥45 岁，女≥55 岁，表 4-3 记分≥2	从事剧烈运动建议进行医学监督下的运动试验
高	具有表 4-3 所列症状体征 1 项或以上，或已确诊心血管、呼吸、代谢疾病	需进行医学监督下的运动试验，其运动处方的制定应有临床医生参与，在确保运动计划没有安全问题之前，运动锻炼应有医学监督，之后定期访视运动锻炼情况

3. 运动试验和运动能力评估

运动试验和运动能力评估是运动意外危险度分层的重要组成部分，根据病史、症状和其他临床检查可以做出危险度初步分层。老年人作为高危险度的对象参加运动训练前必须进行医学监督下的运动试验，根据试验结果和临床所见，在医师参与下，制定运动处方。

（二）身体活动量和体适能的评价，运动史等有关信息收集

1. 对身体活动量的评估

对现在的身体活动量，可使用卫生部颁布的现时身体活动水平评价表进行非定量评价；也可以使用 MET-hr 来定量评价，与身体活动量和运动量的目标比较。或者根据身体活动种类、时间等计算目前的能量消耗，并与能量消耗目标比较，老年人多以运动保健为目的。

2. 体适能评价

为了进行与体适能水平相适应的运动，需要评价现在的体适能，评价方法同上。

3. 运动史等有关信息的收集

干预计划应当采用被指导者能够理解和接受的形式，并与其共同制定，同时在执行中给以督促和指导。在运动处方制定和实施过程中，可以和被指导者一起讨论如下问题：

（1）个体体质主观感觉如何，客观评估又如何。选择与现在体质水平相当的运动，从低水平开始，不断增加运动量。循序渐进，锻炼几周后，可以逐渐在每日的锻炼计划中增加更多的运动内容。

（2）喜欢单独运动还是和他人一起运动。也许单独锻炼，没有干扰，感觉更加放松，或者与朋友或家人一起时感觉更好。

（3）喜欢在室内还是户外进行锻炼。也可以根据季节和天气选择不同的运动环境。

（4）喜欢运动时有人指导还是完全靠你自己。一些人发现有教练或指导者对自己有帮助，甚至是必需的。教练可以起到督促坚持锻炼、保证安全的作用。

（5）在每日日程中，什么时间安排运动锻炼最适宜。明确选择一个方便的时间。开始选择的运动应能适合习惯的生活方式，每次运动的时间至少10min。

（6）最喜欢什么类型的运动。运动应该有趣，如果不能以运动为乐，很难坚持下去。

（7）计划在前，为下几周准备进行的锻炼做计划，并且按照计划去执行。

（8）确定现实的短期、长期目标。首先确定短期目标，如开始两周可以安排每天慢走10min。当这一目标达到以后，再确定一个新目标。同时确定有意义的长期目标，长期目标应该能够给以动力去坚持锻炼，如通过逐渐增加时间和速度，达到每天累计30min的快走。

（9）制定锻炼计划表。

（10）定期检测体质变化，评估计划完成情况，及时调整计划。

三、制定老年人运动处方

根据以上调查、测定的结果，结合身体活动的目的，制定包括身体活动的种类、强度、时间、频度等在内的运动处方。

（一）运动时间

每次锻炼所需要的时间随强度不同而不同。处于一定强度时，锻炼效果在30min内随时间延长而增加，但超过45min，锻炼效果并不随运动时间的延长而明显增加。所以，以健身为目的的老年人，最好安排中等强度的运动，每次20～30min，每周3～4次。一般老年人应选择运动强度小而持续时间长的锻炼方法。但由于每位老年人身体机能减弱程度不等、身体素质不同的原因，每次运动时间要根据自身体质特征和耐受程度来定，最好以主观运动强度来决定运动时间，以“稍感费力”为度，每周3次、20～60min/次为佳。

对于身体素质差者进行间歇性运动，少量多次。据研究报告，在相同运动强度下，一次连续完成运动和分次完成（如30min 1次完成和每次10min 3次完成）对以最大摄氧量为衡量标准的身体素质都有明显提高，且两者之间无明显差别。所以，对于喜欢或某种原因造成多静少动者，并不需要程式化的剧烈运动方式，只需增加每天运动次数，每次运动时间相加达到理想运动总时间。

（二）运动活动期整理时间

（1）准备活动期　准备活动期是机体从安静状态过程到运动状态的适应过程，持续5～10min，包括运动器官活动与心肺活动。重点是运动中要活动肌肉群和关节，使伸展的肌肉有一种柔和的牵拉感受，每一牵拉动作可在终止状态维持15～30s。准备活动可以提高内脏机能水平，同时使大脑兴奋适宜，为正式运动做好准备会大大提高运动时的动作技能和锻炼效果。

（2）持续活动期　持续活动期是锻炼的关键时期，一般持续20～60min才能达到锻炼效果。

（3）放松活动期　运动后的放松是对运动效果的保证。放松活动期持续5～10min，进行一些小强度的活动，以调节血液循环，促进乳酸排泄，放松肌肉，使心率和血压接近锻炼前水平，避免突然停止运动引起的心脏负荷骤然的增加。

（三）运动频率

运动频率是指每周锻炼的次数，锻炼次数的多少决定锻炼的效果。研究认为，每周2次的锻炼可以保持机体的现有功能储备，而每周3～4次的锻炼，才能提高机体的功能储备，对以健身为目的的老年人，最好安排中等强度的运动，每次持续20～30min，每周宜3～4次。每天都能坚持一定量的运动锻炼，对身体健康最佳。

（四）运动强度

老年人运动时的运动强度是影响锻炼效果的主要因素。过高的运动强度会损害健康，太小的运动强度达不到健身的效果，所以在健身运动中准确控制运动的强度非常重要。美国运动医学会推荐，老年人训练强度阈值是60%的最大心率(50%摄氧量)，其适宜心率为110～130次/min，主观运动强度“稍感费力”，每周3次、20～60min/次为佳。

主观运动强度评分（rating of perceived exertion，RPE）是指参与者在进行身体活动时，基于自身对所花气力的感觉做出吃力程度的评估。研究证明，人体用力的主观感觉与工作负荷、最大心率储备百分比、每分通气量和吸氧量、血乳酸水平等高度相关。瑞典生理学家Borg提出RPE×10约与心率相等，并制定了主观运动强度评分表（表4－5）。

表 4-5　　主观运动强度（RPE）判断表

RPE	主观运动感觉	相对强度/%	相应心率/（次/分）
6	安静	0.0	
7	非常轻松	7.1	70
8		12.3	
9	很轻松	21.4	90
10		28.6	
11	轻松	35.7	110
12		42.9	
13	稍费力	50.0	130
14		57.2	
15	费力	62.3	150
16		71.5	
17	很费力	78.6	170
18		85.8	
19	非常费力	95.0	190
20		100.0	200

（五）运动方式

运动方式即运动项目以有氧运动和个人兴趣为主，如步行、慢跑、太极拳、五禽戏、门球、老年健身操、气功、瑜伽、高尔夫球、游泳等。这些运动对治疗高血压、缺血性心脑疾病、糖尿病、冠心病、高脂血症、老年慢性气管炎和哮喘等老年常见病均有疗效。一些年老体弱患者及因创伤后肌肉无力或不全肌肉麻痹做功能练习的老年人适合做助动运动。助动运动应以主动运动为主、助动为辅，应避免以助动代替主动，以便尽快恢复肌力。

（六）运动注意事项

（1）老年人不宜在早晨运动　现在我国大多数老年人在参加体育锻炼时把时间都安排在早晨，但是早晨时间对老年人并不是最适宜参加体育锻炼活动的时间。原因有以下几点：

①早晨空腹运动容易导致低血糖的危险，对糖尿病者尤为注意；早上空腹运动时以脂肪供能为主，产生的某些代谢产物脂肪酸对心肌有影响，对心脏病者影响会更大。

②早晨6:00～8:00，身体内酶的活性较低，各项机能均处在较低水平，此时进行体育锻炼难以到达理想效果，且容易受伤。

③经过整晚的睡眠期间，人基本没有进水，血液黏度相对较高，影响血流速

度，运动时会产生供血相对困难，对血液黏度已相对较高的老年人更是如此，另外高血压患者，脑溢血的发病率是早上多而白天少。

④早上空气是二氧化碳浓度高而氧气少，尤其是密集的树林里更是如此，另外也因为缺少阳光中紫外线的杀菌作用，所以经过整晚聚集的早上空气含有害成分较白天多。国际环保组织报道，一天中空气质量最好时期应是上午 9 ~ 10 点。所以老年人在进行体育活动时最好不宜在早晨进行，最适宜时间是 9:00 ~ 10:00 或 16:00 ~ 18:00。

（2）“饭后百步走”并不科学　吃饭特别是吃饱饭对有心血管病的患者是一种负荷。据研究发现，老年人餐后 60min 血压由餐前 139mmHg 下降到 129mmHg，而心率上升，运动后出现体位性低血压者占 25%，说明餐后运动对老年人心血管有明显的负性作用，因此，饱餐后 2h 内应避免运动锻炼。

（3）锻炼要循序渐进，持之以恒　运动能延缓人体衰老，增强人体免疫能力，使生理年龄低于实际年龄。长期锻炼的人 60 岁时个体年龄差可达 25 岁左右，能持久保持青春活力。研究表明，终身运动对寿命的影响是在平均寿命的基础上再额外增加 2 ~ 7 年，并可防止或延迟一些退化性疾病的开始。如果运动间隔时间太长，锻炼的效果就不会积累。美国国家航天航空局进行的研究表明，不锻炼的肌肉很快失去力量，48 ~ 72h 内必须再次使用肌肉以重建良好的体质。由此可见，经常规律性进行身体活动对健康与长寿都有积极的影响。

（4）老年人健身运动中注意五戒　一戒负重练习，二戒憋气动作，三戒急于求成，四戒争强好胜，五戒过分激动。而且根据实施情况对运动处方进行修改或微调。按运动处方的要求锻炼一个阶段后，应再次进行健康检查、运动负荷测定和体力测定，这样一方面可以评价运动处方的实效和锻炼效果，另一方面也可根据身体的变化，修改和调整运动处方，使处方更具有针对性和实效性。

四、运动处方的实施管理

运动处方的实施应以每一次运动锻炼的合理安排为核心，以运动量的监控及医疗监督为重点，在确保安全基础上，蓄积锻炼效果，实现运动处方的近期与远期目标。

（一）一次运动锻炼的安排

1. 准备阶段

准备阶段是通过准备活动，使身体机能从相对安静状态过渡到适宜强度的运动状态过程。准备阶段常采用伸展性体操，以及其他运动强度小的有氧运动，如步行、慢跑、徒手操等。准备活动的时间，可根据不同的锻炼阶段有所变化，开始锻炼早期阶段，准备活动时间为 10 ~ 15min。

2. 正式锻炼阶段

正式锻炼阶段是使身体维持在相对较高机能状态下持续运动锻炼的过程。是运动处方的主要内容，也是达到康复或健身目的的主要途径。其运动种类、强度、时间和频度等，应按照具体运动处方的规定实施，而运动时间至少应在15min以上。

3. 整理阶段

整理阶段是指机体由激烈运动状态逐渐过渡到相对安静状态的过程。通过做一些较轻松的身体练习来实现，如散步、慢跑、放松操、泡沫轴、自我按摩等。整理活动的时间一般为5min左右。

（二）身体活动强度和量的监控

身体活动强度和量的监控是指根据运动过程中和运动后身体的反应情况，锻炼者进行自我监测和调节强度和量。可采用前面已介绍的主观运动强度判断法（RPE）、60%的最大心率（公式：最大心率=220－年龄）计算等方法。

（三）运动进度

缺乏身体活动的老年人参加规律的运动，运动种类、强度、时间和频度应循序渐进。

1. 起始阶段

老年人运动强度应循序渐进，刚开始采用低运动强度。开始每次运动的总时间10~15min，然后逐渐增加。开始阶段一般为6~10周。

2. 适应阶段

老年人需要较长时间适应，建议采用间歇有氧运动，逐渐发展到持续的有氧运动。

3. 维持阶段

老年人此阶段参加者的心肺功能达到目标水平，应继续保持合适运动量，要求运动负荷不要太大。

4. 运动中的医疗监督

在运动处方的实施过程中，预防与保健运动处方应教会实施者在运动中自我监督注意事项；治疗性运动处方需在专业人员指导下实施，对于在运动中和运动后可能出现的不适症状，要及时分析原因，提出即时处理方法，并随时调整运动处方，保证安全性原则。

5. 运动处方的调整

老年人的运动计划在实施过程中应定期进行调整。例如，在进入适应阶段之前要调整运动强度和频度，在适应阶段初期应半月调整1次；到维持阶段，可2~3个月调整1次，逐渐延长到半年调整1次；如健康情况发生变化或发生意外事件时，则应及时调整必要时停止。一些药物影响运动功能，如β－受体阻滞剂对运动中心率有影响、硝酸甘油和其他血管扩张剂可改变心率和血压等，因此在用药变更时，也应调整运动计划。

五、几种常见老年病运动处方

（一）糖尿病运动处方

选择运动强度为心率在 130 次/min 左右的运动强度，运动方式可选择跑步、游泳、太极拳或有节奏的全身运动等，每次总时间 60min，分 3 次完成，每周 3 次，每次运动在饭后 50min 进行，勿在饭前运动，以防低血糖。上述运动能使肌肉对血糖吸收率增大 15 倍，改善糖耐量，增加胰岛素敏感性，增强其分泌作用，达到有效辅助治疗目的。该处方的要点是：不要空腹运动，一定要在饭后或运动前少量进食后才运动。糖尿病患者最佳运动时间为下午，因为此时免疫反应性胰岛素（IRI）水平上升，垂体肾上腺系统的活动下降，对碳水化合物代谢过程有利。

（二）高脂血症运动处方

选择运动强度为心率在 130 次/min 左右的运动，每次 20min，每周 6 次，或每次 60min，每周 3 次。运动方式可以是跑步或功率自行车等，上述运动加速内外源性中性脂肪的代谢，加速 HDL 对胆固醇到肝脏的运输，加大对胆固醇的氧化和清除，所以能降低血脂水平。该处方的要点是：运动时间一定要保证，运动次数最好是每天能坚持 1 次。

（三）高血压运动处方

选择运动强度为心率在 120 次/min 左右的运动。每次 60min，每周 3 次。运动方式最好选择有节奏的、较轻松的运动，如快步走和交际舞、太极拳等，上述运动增强迷走神经作用，肾上腺素降低，血管扩张能力增大，外周阻力减少，达到降压作用。该处方要点是：运动的内容一定要轻松，避免对抗竞争型的运动，实施运动处方前做心血管功能检查，以防止意外事故发生。

（四）高尿酸血症运动处方

选择运动强度为心率在 110 次/min 的运动，每次运动 30min，每周 3 次，隔日 1 次。该处方的要点是：运动强度一定要保持在心率 110 次/min 左右。运动方式以全身有节奏放松的运动为好。此运动处方可使血清酸值减少，尿酸清除率增加，达到辅助治疗高尿酸血症的目的。

【案例】

白某，60 岁，退休老人。因自觉肥胖到健康管理中心咨询，要求进行减肥指导。近期曾进行全面体检，未发现心血管系统、运动系统等疾病，身体基本健康、无运动禁忌证。生活方式调查：平时身体活动较少，主要为家务劳动、阅读、写书、打电话等，没有特殊运动专长；附近有健身房，有较好的经济能力。体检：身高156cm，体重70kg。不同身体活动的强度和能量消耗见表4-6。

表4-6　不同身体活动的强度和能量消耗

活动类型	身体活动性质	60min所消耗热量/kcal
健身房锻炼	健身操	375
	综合循环训练	1200
	健身俱乐部运动	825
	瘦身操	300

请回答：

（1）初步确定减体重目标为6月减重12kg，如以饮食控制和运动为干预手段，请确定每日通过增加运动多消耗的能量为多少？

（2）参照表4-6，以表中给定的运动项目（任选其中一种），计算运动时间。

（3）运动处方的制定程序有哪些？

（4）为白某制定个性化运动处方。

【思考与练习】

1. 老年人体适能的科学意义是什么？
2. 对于有部分身体活动障碍的老年人，运动项目如何选择？
3. 老年人健身房抗组训练计划有哪些？

项目五　老年病的康复治疗

【学习目标】

1. 掌握作业疗法概念；
2. 掌握老人康复的主要治疗手段；
3. 掌握物理疗法的概念及分类；
4. 掌握中医康复疗法的具体运用。

任务1　概　　述

老年人由于生理功能的减退，机体的抗病能力和对疾病的反应性也会出现不同程度的降低，因此老年病的特点与青年不同。老年人的器官组织结构和功能先后发生变化，故往往有多种疾病同时存在，可发生多种并发症。多病共存的表现形式可以是同一器官的多种病变，也可以是多系统疾病同时存在，如不少老年人患高血压病、冠心病，还同时患糖尿病、高脂血症、慢性支气管炎或伴肾功能减退等。老年疾病包括三类：一是可发生在生命各个阶段的疾病，如感冒和常见部位的感染等；二是从中年期病延续到老年期的疾病，如高血压和慢性支气管炎、肺气肿等；三是在老年期疾病，为老年期特有的疾病，如老年性痴呆、老年性骨质疏松等。老年人慢性病多，残疾率也高。因此，老年病康复的主要目标以减少残疾、提高生活质量为目标，实行残疾的三级预防策略。

老年病康复的主要治疗手段有中医康复治疗、物理治疗、作业治疗、心理治疗、运动疗法、娱乐疗法、饮食疗法、沐浴疗法等。对老年病采用哪种康复技术和方法，取决于所患疾病。如果是老年退行性疾病，如颈椎、腰椎、骨关节退行性变引起的活动障碍、肿胀、疼痛等，可选用物理治疗、中医康复治疗。如是脑血管意外引起的偏瘫、截瘫等，可选用物理治疗、作业治疗、中医康复治疗、运动疗法等。如是糖尿病、高血压病、冠心病等，可采用饮食疗法、运动疗法等。

对老年康复治疗要注意的几个问题。第一，要采取积极的态度。调动老年人其主观能动性，自觉地进行康复训练，并使其感到生动乐趣，在心理上起到积极的作用，要重视对老人及其家属的健康教育。第二，为使其功能达到尽可能最大限度恢复，注意安全防护，避免意外，防止二次性致残，应争取在疾病早期就开始康复治疗，时间越早越好。以脑卒中导致肢体功能障碍为例，在发病后要立即注意保持患者肢体、关节的功能位置，为以后残肢不留后遗症、实现康复打下良好基础；当病情稳定后，应尽快进行残肢及全身性的作业治疗、理疗、体疗、针灸、按摩等，以防止由于长期卧床引起的废用综合征，这样做后遗症少，恢复快。第三，要重视传统康复医疗，如针灸、推拿、中药熏药、太极拳、气功、牵引等。第四，对老年康复要有耐心，循序渐进，动作速度、幅度、力量强度不宜过高。初练时，动作要柔缓、连贯、简单而有节奏，便于记忆；熟练后可增加节数和重复次数，并增大幅度与强度，避免前倾后仰、摆头旋转、憋气和爆发力强的动作。第五，要长期坚持，持之以恒，并在局部功能训练的同时配合全身性的耐力训练，注意勿使某一局部负担过重。第六，老年人常患多种疾病，要同时治疗各种疾病或一种疾病接受多种治疗时，要考虑所给刺激的负担量，除有协同作用的配合治疗外，一般在同一天不做多种治疗；治疗用量宜小，剂量增加宜慢，疗程也可长一些，以有效地利用痕迹刺激的作用。

任务2 物理疗法

物理疗法就是将自然界或人工的物理因子（光、电、声、磁、温热等）以及传统医学中的物理方法作用于患病机体，引起体内一系列生物学效应，消除病因，消除或减轻疼痛，恢复受破坏的生理平衡，增强机体防卫技能、代偿功能和组织的再生功能，以使机体得到康复。根据理疗的基本原理设计和制造出的理疗仪器，已使理疗效果越来越好，理疗仪器也越来越智能化、简单化，大量进入家庭，成为治疗疾病的好帮手。因骨质增生引起疼痛、局部肿胀及运动障碍的患者，完全可以在医师的指导下，利用各种简单的理疗仪器，在家庭中开展自我防治，这样有利于减少治疗成本和方便患者。

常用的理疗方法主要包括以下几大类：

一、电疗法

电疗法利用不同类型电流和电磁场治疗疾病，是物理治疗方法中最常用的方法之一，主要有直流电疗法、直流电药物离子导入疗法、低频脉冲电疗法、中频脉冲电疗法、高频电疗法、静电疗法等。不同类型电流对人体主要生理作用不同。直流电是方向恒定的电流，可改变体内离子分布，调整机体功能，常用来做药物离子导入；低、中频电流刺激神经肌肉收缩，降低痛阈，缓解粘连，常用于神经肌肉疾病，如损伤、炎症等；高频电以其对人体的热效应，促进循环，消退炎症和水肿，刺激组织再生，止痛，常用以治疗损伤、炎症疼痛症候群；静电的主要作用是调节中枢神经和植物功能，常用于神经官能症、高血压早期、更年期症候群。

下面以直流电疗法为例，介绍电疗法的作用机制及适应证。

直流电是一种方向不随时间变化的电流，用直流电治疗疾病的方法称直流电疗法。人体组织具有导电性，在直流电场的作用下，机体内离子、胶体粒子等发生极向迁移，出现电解、电泳、电渗等现象，使组织内离子浓度比例发生改变，而组织内理化反应的改变导致机体生理功能改变，这是直流电对机体产生治疗作用的基础。直流电疗法有以下治疗作用：

（1）对神经系统功能的影响　领区直流电反射疗法、短裤区直流电反射疗法能改善和调节脑部及盆腔脏器的血液循环，对中枢神经系统、自主神经等均能引起兴奋或抑制作用。脊柱上行电流（阳极置腰骶部，阴极置颈部）能使兴奋性增高，下行电流（电极位置与上述相反）可使兴奋性降低。

（2）促进骨折愈合　用微弱直流电阴极刺激骨折处，有加速骨折愈合的作用。机制可能是由于直流电的电解作用，使阴极下组织内环境出现低氧、偏碱和高钙等现象，有利于促进骨质生长。

（3）消炎作用　直流电有明显的改善局部血液循环的作用，能促进炎性产物的排除。阳极可用于治疗水肿；慢性炎症、溃疡可用阴极。也可用于治疗关节、神经、肌肉、脉管和五官等方面的炎症。

（4）治疗静脉血栓　较大电流强度直流电可促使静脉血栓机化、退缩，离开阳极，退向阴极，使血管重新开放。

（5）治疗冠心病　微弱直流电置于心前区，阴极置于背后，治疗冠心病效果良好。微弱直流电接近生物电的电流强度，刺激心脏皮肤反射区，反射性地调节冠状动脉的舒缩功能。

（6）治癌作用　直流电的电解、电泳、电渗的结果，造成高酸、高碱、脱水、水肿、低氧、离子分布失衡等，改变了肿瘤组织的微环境，促使肿瘤变性坏死。这种利用直流电电极下的化学反应治疗肿瘤的方法称为电化学疗法。

（7）适应证和禁忌证

①适应证：浅静脉血栓、营养不良性溃疡、骨折延迟愈合、冠心病、癌症等。

②禁忌证：恶性肿瘤（局部电化学疗法除外）、高烧、昏迷、活动性出血、心力衰竭、妊娠、急性化脓性炎症、急性湿疹、局部皮肤破损、戴心脏起搏器、直流电过敏等。

二、磁　疗　法

磁疗法是以磁场作用于人体治疗疾病的方法。磁场影响人体电流分布、荷电微粒的运动、膜系统的通透性和生物高分子的磁矩取向等，使组织细胞的生理、生化过程改变，产生镇痛、消肿、促进血液及淋巴循环等作用。

（一）磁疗的常用方法

（1）静磁疗法　用于穴位和病变局部。

（2）动磁疗法　又称旋磁和脉动磁疗法。

（3）磁化水疗法和磁针疗法　临床常用以治疗软组织损伤、表浅血管瘤、乳腺增生、神经痛、胃肠功能紊乱等。

（二）磁疗法的主要作用

（1）镇痛　磁疗的止痛作用明显而迅速，对创伤性疼痛、神经性疼痛、炎性疼痛、肿瘤所致的疼痛都有较好的镇痛效果。

（2）消炎消肿　磁疗对急性炎症、亚急性炎症和慢性炎症作用均有较好效果。因为磁场可以使局部血液循环加强，组织通透性改善，有利于渗出物的消散、吸收；加之磁场还能提高肌体的非特异免疫力，使白细胞活跃，吞噬能力增强，故而有消肿消炎作用。

（3）降血压　磁场能加强大脑皮层的抑制过程，对自主神经有调节作用，使肌体微循环功能加强，可引起血压下降。磁疗降压主要通过穴位治疗达到治疗效果。

（4）镇静　磁疗的镇静作用表现在改善睡眠状态，促进入睡和延长睡眠时间，还能缓解肌肉痉挛、降低肌张力等。

（5）软化瘢痕　磁场具有防止瘢痕形成和软化瘢痕的作用，其机制为在磁场作用下血液循环改善，渗出物吸收和消散加速，为减少瘢痕的形成创造了条件；磁场作用下成纤维细胞内水分和盐类物质增加，分泌功能障碍，破纤维细胞内溶酶体增加，促进细胞吞噬作用，组织了瘢痕的形成。

（6）促进骨折愈合　改善骨折部位的血液循环，改善局部营养和氧供，有利于骨组织细胞的新生，有利于骨折的愈合。

（7）磁疗法的禁忌证　白细胞总数4000以下、重危患者、体质极度衰弱、磁疗副作用明显不能耐受者、孕妇下腹部、体内置心脏起搏器等。

三、光　疗　法

光疗法是利用阳光或人工光线（红外线、紫外线、可见光、激光）防治疾病和促进机体康复的方法。

（一）红外线的治疗作用

红外线的治疗作用基础是温热效应，具有改善血循环、促进吸收、缓解痉挛、消散慢性炎平及镇前等作用。具体有以下：

（1）改善局部血循环，促进炎症消散，如慢性炎症。

（2）促进肿痛及血肿消散，如扭挫伤、软组织损伤。

（3）减少渗出，促进肉芽生长，加速伤口愈合，如烧伤创面、慢性伤口、褥疮。

（4）降低神经兴奋性、镇痛、解痉，如神经性皮炎、神经根炎、周围神经损伤。

（5）减轻术后粘连，软化疤痕，减轻疤痕挛缩。

（二）红外线治疗的适应证

软组织扭挫伤恢复期，肌纤维组织炎，关节炎，神经痛，软组织炎症感染吸收期，伤口愈合迟缓，慢性溃疡，压疮，烧伤，冻伤，肌痉挛，关节纤维性挛缩等。

（三）红外线的治疗技术

采用红外线辐射器（主要发射远红外线）或白炽灯与光浴器（主要发射近红外线与少量可见光）。光浴器适用于躯干、双下肢或全身的大面积治疗，一般红外线灯适用于局部病患。治疗时裸露患者病患部位，使灯头对准治疗部位中心，灯与皮肤距离 30 ~ 100cm，视灯的功率而异，以患部有舒适的温热感为度。每次治疗 15 ~ 30min，每日 1 ~ 2 次，15 ~ 20 次为 1 个疗程。

（四）红外线治疗的禁忌证

凡有出血倾向、高热、活动性肺结核、恶性肿瘤，急性化脓性炎症，急性扭伤早期，闭塞性脉管炎，重度动脉硬化，局部感觉或循环障碍者均不宜做红外线疗法。红外线治疗时应保护眼部，可戴防护眼镜或以浸水棉花敷于患者眼部，以免引起白内障或视网膜的热损伤。

四、超声波疗法

将超声波作用于人体以达到治疗目的的方法称为超声波疗法。500 ~ 2500kHz 的超声波有一定的治疗作用。现在理疗中常用的频率一般为 800 ~ 1000kHz。

（一）超声波疗法的作用

小剂量超声波能使神经兴奋性降低，传导速度减慢，因而对周围神经疾病，如神经炎、神经痛，具有明显的镇痛作用。大剂量超声波作用于末梢神经可引起血管麻痹、组织细胞缺氧，继而坏死。房室束对超声波的作用很敏感。超声波主要影响心脏活动能力及其节律。小剂量超声波使心脏毛细血管充血，对冠心病患者有扩张动脉管腔及解除血管痉挛的作用，故用 $1W/cm^2$ 以下脉冲式超声波作用心脏，对冠状动脉供血不足患者有一定疗效。

（二）适应证

（1）运动支撑器官创伤性疾病　腰痛、肌痛，挫伤，扭伤，肩关节周围炎，增生性脊柱炎，颞颌关节炎，腱鞘炎等。

（2）疤痕，粘连，注射后硬结，硬皮症，血肿机化。

（3）作用于局部及相应的神经节段时可治疗　神经炎，神经痛，幻肢痛，慢性荨麻疹，带状疱疹，湿疹，瘙痒症，消化性溃疡，支气管哮喘，胃肠功能紊乱。

（4）其他　脑血管病偏瘫，冠状动脉供血不足，眼视网膜炎，玻璃体浑浊，营养不良性溃疡。

（三）禁忌证

凡恶性肿瘤（大剂量聚集可治），活动性肺结核，严重心脏病的心区和星状神经节，出血倾向，静脉血栓之病区均禁用。

任务3　作业疗法

作业疗法（occupational therapy，简称 OT）是一种康复治疗方法，对由于身体、精神、发育上有功能障碍或残疾，以致不同程度地丧失生活自理和劳动能力的患者，采用有目的有选择性的作业活动（工作、劳动以及文娱活动等各种活动），以最大限度地促进患者身体、精神和社会参与等各方面障碍的功能恢复，提高独立生活和劳动能力，以使其能作为家庭和社会的一员过着有意义的生活。这种疗法对功能障碍患者的康复有重要价值，可帮助患者的功能障碍恢复，改变异常运动模式，提高生活自理能力，缩短其回归家庭和社会的过程。

老年人的作业疗法目标是获得足够的独立，避免依赖别人。因此，对老年人做作业疗法前，首先要充分了解老年疾病的特点，全面掌握治疗对象的全身情况及患者的需求，明确治疗目标，合理制定治疗计划。根据老年人的特点，作业治疗师应进行审慎的评估后，再制定出方案以获得足够的独立避免减少依赖，提高其生活质量。不要求功能完全恢复只是根据个体水平去争取最佳效果。早期介入强度适中，方案个体化，方式多样化。其次，要考虑多种因素对老年作业实施的影响。在训练场所和设备上应充分考虑老年人的特点，以防发生不必要的意外。在制定作业治疗方案时需要根据患者的功能障碍确立作业治疗目标，同时还要结合患者身体基本状态、本人的愿望和所处环境等诸多因素，选择其能力范围内可以完成的作业治疗方法。选择作业治疗的内容和方法需与治疗目标相一致，恢复实用功能目标，根据患者的愿望和兴趣选择作业活动。选择患者能完成 80% 以上的作业活动。作业治疗在考虑局部效果时，也要注意对全身功能的影响，作业治疗的选择需与患者所处的环境条件相结合。作业疗法的目的：①维持现有功能，最大限度发挥残存功能；②提高日常生活活动的自理能力；③为患者设计及制作与日常生活活动有关的各种自助具；④提供职业前训练；⑤强化患者的自信心，辅助心理治疗。

作业疗法的主要训练方法：

（1）日常生活活动（ALD）训练　如穿着衣物、使用餐具进食、个人卫生、洗浴、整容、用厕等。训练患者用新的活动方式、方法或应用辅助器具的帮助和使用合适的家用设施，以完成日常生活活动。

（2）职业技巧训练基本劳动和工作的技巧　如木工作业、车缝作业、机械装配、纺织作业、办公室作业（打字、资料分类归档）等，作业恢复工作前或就业前的训练。

（3）家务活动训练　如烹调、备餐、洗熨衣服、家具布置、居室清洁装饰、家用电器使用、幼儿抚育等作业的训练，并指导患者如何省力、减少家务活动的能量消耗，如何改装家用设备以适应患者的功能水平。

（4）工艺疗法应用手工艺进行治疗　泥塑、陶器、工艺编织（藤器、竹器、绳器等），具有身心治疗价值，即既能改善手的细致功能活动，训练创造性技巧，又可转移对疾病的注意力，改善情绪。

（5）文娱疗法　组织患者参加有选择的文娱活动，改善身心功能，促进健康恢复，常用的文娱项目包括旅行、舞蹈、戏剧表演或欣赏、划船、钓鱼、棋艺音乐表演或欣赏。

（6）游戏疗法　通过有选择的游戏，对患者进行教育和训练，促进其运动智能和社会—心理能力的发展。

（7）工作疗法　简称工疗，组织患者在专人指导下参加适当的工作和生产劳动，以转移患者注意力，调整精神和心理状态及进行社会能力的训练，多用于精神病患者的康复。

（8）书画疗法　中国传统作业疗法，通过书法练习和绘画改善精神和心理状态，抒发情感，用于一般慢性病和抑郁、焦虑等患者。

（9）感知训练　对周围及中枢神经系统损害患者进行触觉、实体觉，运动觉、感觉运动觉的训练。

（10）认知训练　包括注意力、记忆力、理解力、复杂操作能力、解题能力等方面的训练。

（11）园艺疗法　通过种植花草、栽培盆景、园艺设计等作业进行治疗，对身体和精神和训练均有好外。

（12）日常生活自助器具的订购和指导作用　对有运动障碍的患者提供订制或购买自助器具的咨询，并指导患者使用这些器具，以方便患者借器具的帮助能完成日常生活的一些动作如梳洗、穿着鞋袜、备餐、进食、步行等。

（13）轮椅处方　为需要轮椅代步的患者写出订购处方，以选择适当类型的轮椅及必要的附件，并进行使用轮椅的训练。

（14）手矫形器和夹板的制作和使用　指导为手功能障碍的患者提供简单的矫形器（如矫正腕下垂和手指挛缩）或夹板，经过训练，使手保持在功能位下进行一些简单的活动。

（15）家居环境咨询　根据瘫痪或其他严重功能障碍的情况，为患者提供有关出院后住宅条件的咨询（包括进出通路、房屋建筑布局、设备等），提出必需的装修意见。

（16）就业咨询　根据患者的技能、专长、身体功能状况、兴趣和就业的可能性，向患者提供有关就业的意见和建议。

（17）职前训练　在正式从事职业工作前，先进行技能、心理等方面的训练。

（18）卫生教育　举办专题讲座，向患者进行有关功能障碍的预防和康复的教育，如对关节炎患者讲如何保护关节、如何使活动做得省力等。卫生教育不但面向患者，而且还面向其家人，使能配合做好家庭康复。

以上作业治疗项目由康复医师和作业治疗师根据治疗目标和需要和设备技术的条件进行选择，其中最重要的和常用的项目是日常生活活动训练、职业技巧训练、工艺活动和日常生活自助器具的订购和指导作用。

任务4　中 医 疗 法

中医康复学是在中医学理论指导下，研究康复医学基本理论、医疗方法及其应用的一门学科。具体地说，它是一门以中医基础理论为指导，综合地运用调摄情志、娱乐、传统体育、沐浴、饮食、针灸推拿、药物等各种方法，对病残、伤残、老年病、慢性病等功能障碍患者进行辨证康复的综合应用学科，其目标在于使患者机体生理、心理功能上的缺陷得以改善和恢复，帮助他们最大限度地保存、改善和恢复身心功能，提高生活质量，使病残患者能够充分参与社会生活，同健康人一起共同分享社会和经济发展的成果。

一、中医康复疗法的原则

中医康复疗法以阴阳五行学说、藏象经络学说等中医理论为基础，以功能恢复为中心，强调辨病与辨证康复相结合，内治法与外治法相结合，局部功能康复与整体康复相结合，达到调和阴阳、形神共养、协调脏腑、疏通经络、活血化瘀、扶正祛邪、综合调理的作用。

二、中医康复疗法的分类

中医康复疗法技能内容丰富，主要可分为针灸康复疗法、中药康复疗法、饮食康复法、推拿康复疗法、气功康复法、自然康复法、娱乐康复法、中医心理康复法、音乐疗法、沐浴疗法和传统体育康复法等。

三、中医康复疗法的具体运用

（一）针灸康复疗法

针灸是针法和灸法的合称，是两种不同的治疗方法，针和灸在临床上常互相配合应用。针灸康复疗法是中医传统医学的重要组成部分，也是重要的传统康复疗法之一，它起于民间，历史悠久、具有适应证广、疗效明显、操作方便、经济安全等特点。针法是利用针具通过一定的手法，刺激人体腧穴。运用各种操作方法以激发经气，来调整机体功能治疗疾病。灸法主要是用艾叶点燃后在人体皮肤上进行烧灼或焦烤体表一定的部位，通过经络传导功能的作用而取及治疗效果。两者虽然所用器材和操作方法不同，但同属于外治法，都是通过腧穴，作用于经络、脏腑以调和阴阳、扶正祛邪、疏通经络、行气活血而达到防病治病的目的。

针灸治疗原则遵循中医的辨证施治原则。即“盛则泻之、虚则补之、热则疾之、寒则留之、陷下则灸之、不盛不虚、以经取之”，也就是说针灸治疗凡邪气盛满，体质强壮则当用泻法，以泄其实。正气不足身体虚弱者应用补法，以补其不足使正气充实。若属邪热应用疾刺或刺络出血，以疏泻其邪热。若寒邪过剩，脏腑经络之气凝滞时，则当用留针法。阳气不足而脉陷时则宜用灸法，以升阳举陷。若非它经所犯而本经有病者，则取本经腧穴，以调其气血。

针灸的主要作用为镇痛、调整、免疫调节和组织修复。针灸的止痛作用效果明显，如头痛、牙痛、三叉神经痛、坐骨神经痛、手术后疼痛、肋间神经痛、胆绞痛、肾绞痛、产后宫缩痛、外伤疼痛等，只要用针灸进行辨证治疗都有立竿见影的效果，它的止痛作用主要是通过调节自主神经系统而实现的。针灸疗法对人体各个组织器官的功能活动都有调节作用，使表现为兴奋、亢进、痉挛的达到一致；表现为虚弱、抑制迟缓的达到兴奋，从而起到治疗各种疾病的作用。

针灸康复疗法涉及的常见疾病有：①神经疾患：脑卒中、脑外伤和脑手术后，脊髓损伤，多发性硬化，儿童脑瘫，痴呆，帕金森病等；②骨关节及运动系统疾患：截肢后，脊柱疾患（腰椎间盘突出和颈椎病），骨质疏松，关节炎，运动损伤，外伤性损伤，关节置换术后等；③慢性疼痛：慢性疼痛综合征，癌性疼痛等；④心肺及内脏疾患：冠状动脉硬化性心脏病、慢性阻塞性肺炎等；⑤其他：如肿瘤，精神疾患，视觉、听觉平衡的康复等。

（二）中药康复疗法

中药康复疗法包括中药内治法和中药外治法。中药内治法，是以中医的辨证论治为指导，应用中药方剂，针对病伤残者病情进行调治，从而达到调理阴阳、协调脏腑功能、扶正祛邪、延年益寿，促使身心功能康复的一种疗法。实践证明，对于大多病伤残患者，都存在诸虚不足、气机郁滞，应用药物内服，可以固本扶元、补养气血、调畅气机、平调阴阳，配合外治有良好的康复效果。中医内治法因证施治，病位在表者，采用发汗的方法，病位在下者，采用疏引的方法，寒证者用温热的方法治疗，热证者可采用寒凉的方法治疗，体质虚者，采用补益的方法治疗。

中药外治法是指利用中药的各种外治方法对疾病进行康复治疗，以促进各种功能更快恢复的疗法，具有操作简便、疗效显著、容易推广、经济适用、使用安全、毒副作用少等特点，对各科病种的康复有显著疗效，尤其对老幼虚弱之体，攻补难施之时，或不肯服药之人，不能服药之证，更有其他疗法所不及的诸多优点。运用中药外治法，必须根据疾病特点，进行辨证选方用药，并选择适当的剂型和制法以适应病情需要。归纳来说，中药外治康复疗法的特点如下：

（1）治法多样，给药方便。外治法具有多种治疗途径，且其治疗方法多样，施治部位广泛。如哮喘就有多种治疗方法，用背部腧穴贴敷法、发泡疗法、脐疗、割治、中药雾化吸入等，均能获得满意疗效。

（2）直达病所，定位用药。中药外治法用药局部的药物浓度显著高于血药浓度，局部疗效明显优于内治，且取效迅速。如用气雾剂平喘，用锡类散灌肠治疗溃疡性结肠炎，关节疼痛用外敷止痛，效果均较内服药为优。

（3）适应证广，禁忌证少。中药外治法适应证广泛，可以运用于各科临床的多种病症，且治疗作用迅速，尤其对病情轻或单纯性疾病、疾病初起阶段具有明显的优势。

（三）饮食康复法

饮食康复法是在中医基础理论的指导下，根据食物的性味、归经、功效，选择具有康复治疗意义的食物或食物与药物配合的药膳，按照饮食调理的原则，促进身心康复的一种康复方法。药膳多用以养身防病，见效慢，重在养与防。药膳在保健、养生、康复中有很重要的地位。食药对老年康复的作用主要有：康复身心、强壮身体、预防疾病、延年益寿等。

1. 饮食康复的使用原则

辨证施膳是根据“五味相调，性味相连”的原则，以及“寒者热之，热者寒之，虚者补之，实者泻之”的法则，根据食性理论，以食物的四气、五味、归经、阴阳属性等与人体的生理密切相关的理论和经验作为指导，针对病人的症候，应用相关的食物和药膳治疗调养病人，以达到治病康复的目的。老年人脾胃虚弱，补法方面尽量以清补、平补为主。

2. 饮食康复的主要事项

祖国医学有“医食同源”之说。选择使用药膳时，应注意药物与食物之间的搭配禁忌，即每种药物及食物均有各自的偏属性味，若搭配不当，则会减弱药效，从而影响药膳效用。比如，萝卜忌人参，羊肉忌半夏，菖蒲、猪肉反乌梅、桔梗等。另外，药膳的调味品必须以保持药膳中药材自身性味为原则，不应掩盖或破坏药膳原料的性味，以免削弱或丧失食药原有功效。选择药膳应该因人、因地、因时制宜，忌简单拿来，盲目袭用。如老年人气血衰少，生机减退，选择药膳时应以补肝肾为主。

选择药膳应了解疾病的性质。热性病宜用寒凉性药膳，忌辛热之品；寒性病宜用温热性药膳，忌咸寒之品。脾胃虚弱、消化不良忌油腻食物；疮疡、肿毒、过敏性皮肤病者忌鱼、虾、蟹、酒、猪头、葱、韭菜等易动风、助火、生痰的食品，以免加重病情。

3. 饮食康复要因时制宜

饮食康复疗法要因时制宜，春夏秋冬四季采用不同的饮食疗法，选择药膳需顺乎时令，合乎时序。如春季感冒，多为风温之症，宜选择辛凉透表、清热解毒；夏季发热，则多为暑湿之证，宜选择发汗解表、化湿祛暑。再就养生调补药膳而言，春季宜升补，夏季而清补，秋季而平补，冬季而滋补。简单说，春节养生，夏季养清，秋季养收，冬季养藏。

春季：注意保护阳气，着眼于一个“生”字。春季宜食辛甘发散之品，而不食酸收之味。

夏季：养生重在“清”。饮食上宜用寒凉清心泻火、解暑之物，如西瓜、香瓜等。

秋季：养生重在“收”。故秋季养生在起居、情绪、饮食、运动锻炼等方面，都必须顺应“养收”的特点，以保持身体内环境的相对稳定。饮食原则上宜酸不宜辛。所以，饮食上要尽量少吃葱、姜等辛味之品，适当多食酸味果蔬。此时，燥气当令，易伤津液，故饮食应以滋阴润肺为宜，可适当多食用芝麻、糯米、粳米、蜂蜜、木耳、银耳、莲子、梨、枇杷果、菠萝、乳制品等柔润食物，以生津润燥。

冬季：冬季养生的基本原则是“藏”。体虚者适当进补，增加热能供应，多食温热，少食寒凉。

（四）推拿康复疗法

推拿康复疗法是以中医基本理论为指导，是以中医的脏腑、经络学说为理论基础，并结合西医的解剖和病理诊断，以各种手法或借助一定的器具，作用于人体体表的经络、穴位或特定部位以调节机体生理、病理状况，达到防治和康复疾病的目的。

推拿手法，指推拿中所施行的各种技巧动作。它通过许多不同形式的操作方法刺激人体的经络穴位或特定部位。其中有的以按捏为主，如按法、压法、点法、拿法、捏法等；有的以摩擦为主，如平推法、擦法、摩法、搓法、揉法等；有的以振动肢体为主，如拍法、抖法等；有的以活动肢体关节为主，如摇法、扳法、引伸法等。共有百余种。根据情况，可选择或综合应用。

老年人常常有气血亏虚、肝肾不足、气滞血瘀等症候，推拿手法以固肾益精法、健脾益胃法、养心安神法及活血通络为主，动作温柔，不可用力过大。实践证明，养生保健按摩对老年人是有益处的，关键是按摩养生要有信心和恒心，坚持每天按摩 10 ~ 30min，一定能起到延年益寿的效果和作用，当然按摩还要注意以下几点问题：①按摩时间根据自己的身体而定，身体好的时间可长点，身体差的就短些；②按摩后要多喝白开水，以排除人身按摩后的毒素；③各种出血症、肿瘤不应做按摩疗法。

这里主要介绍合适老年人的擦涌泉保健养生法。足部按摩是我国祖国医学的宝贵遗产，中医认为“人之脚、犹似树之根、树枯根先竭，人老脚先衰”，因此足部养生保健十分重要，它的按摩方法也十分简单，按摩前用热水泡脚30min，两足擦干后，两手相互搓热，以手掌擦涌泉穴，反复擦搓30～50次，以足心感觉发热为度。具有温肾补肾、健脾安眠、改善血液循环的功效。

【案例】

老年人何某，70岁，患有高血压病和糖尿病，一年前脑卒中后出现左半身不遂，口眼歪斜，对语言的理解、表达能力丧失，生活不能自理。请给该老年人制定初步的康复方案。

【思考与练习】

1. 老年人康复的主要治疗手段有哪些？
2. 如何根据老年人的具体情况选择合适的康复方法？
3. 如何对脑卒中后遗症病人运用中医康复疗法？

项目六　老年社会工作

【学习目标】

1. 掌握老年社会工作的概念和特点，理解老年社会工作的功能；
2. 掌握老年社会工作的途径和具体方法；
3. 理解我国老年社区的工作主要内容；
4. 了解我国的老年社区服务工作现状；
5. 掌握对特殊老年开展社会服务的基本方法。

老年社会工作是现代社会工作和社会服务及社会福利的重要方面。随着人口老龄化的发展和社会现代化水平的提高，如何满足老年人在经济保障、卫生保健、社会服务、社会参与等方面的需求，已经成为一个备受关注的全球性话题。老年社会工作也称为长者社会工作，探讨的就是如何从社会工作的角度，为老年人提供服务的问题。

任务1　概　　述

一、老年社会工作的概念

（一）老年人的界定

老年人是老年社会工作的服务对象和最终受益者。那么，什么样的人是老年人呢？我们可以从人的外形特点来进行判断，因为就自然规律而言，个体进入一定年龄阶段以后，其外形体貌必然会出现衰老的迹象。因而，外形通常是人们判断老年人的一把标尺。目前，对老年人的界定是以生理年龄作为标准。发达国家一般采用65岁作为判断老年人口的年龄界限，而大多数发展中国家则采取60岁作为老年人的年龄界限。根据我国已有的老年政策法规，老年人一般是指年龄在60岁及以上的公民。

（二）老年社会工作的定义

老年社会工作，顾名思义就是针对老年人的问题与需要而提供的一种专业服务。老年社会工作可以从狭义和广义两个方面来界定。狭义的老年社会工作是指老年社会工作机构和老年社会工作者运用社会工作的理论、原则和专业服务方法，充分协助老年人解决生活过程中所遇到的困难，为老年人提供社会保障和社会服务，解决老年人的社会问题，使老年人能够继续参与社会工作，度过一个安乐祥和的晚年。专业老年社会工作是严格意义上的社会工作。而广义的老年社会工作也可以称为老年服务或老年人福利，泛指社会上一切有利于增进老年人适宜生活的社会服务活动。

在我国，老年社会工作的领导和组织机构是各级老龄工作委员会及党组织中的老干部局。具体工作机构是政府、集体和私人兴办的老年服务单位，老龄协会、老人院、老人公寓、老年服务中心等；老年社会工作者包括所有从事与老年人工作有关的人员，如老干部局的工作人员、老人服务机构的从业人员以及义务工作人员。老年社会工作的对象是全体老年公民。

二、老年社会工作的特点和功能

（一）老年社会工作的特点

老年社会工作的对象主要是老年人及其家人，由于老年人的生理、心理状况及社会处境的特殊性，使得老年社会工作者会遇到许多特殊的问题，归纳起来有如下特点：

1. 社会价值观可能影响社会工作者的态度和行为

目前，对老年人这个特殊群体抱有偏见这一现象时有存在。老年社会工作者又常常接触老人中境遇最差和伤残最严重的群体，这些人大多体弱多病、危机重重，生活在很大的压力中。因此，尽管接受社会工作服务的老年人数量在老年人口中所占的比例并不高，但社会工作者根据自己的经验仍可能对老年人形成消极的看法。整体而言，社会上对正常的衰老有恐惧和误解，对老年人群体抱有偏见。社会工作者可能会不自觉地接受了许多社会上对老年人的刻板看法，并纳入了自己的价值观系统中。他们可能会认为做老年人的工作没有太大价值，有挫折感，因而在工作中对老年人表现出厌恶、歧视、不耐烦，认为做老年人工作低人一等。所以，在开展老年人工作时，社会工作者要认真反思自己的价值观，学习有关老年学的知识，以便消除对老年人的错误理解和认识。

2. 反移情是社会工作者的重要课题

做老年社会工作时，社会工作者可能会出现反移情，不仅会表现为对老年人特别不好、缺乏耐心和关怀，还会表现为对老年人过度保护，想要“拯救”老年人。国外有学者提出了“弥赛亚情结”之说，它指的是当面对一个生理、心理和社会生活上有多重丧失的老年人时，助人专业的人自己感到有压力，要“做点好事”“让事情好一些”。当无法缓解老年人面对的不可避免的丧失时，同情就变成了怜悯，助人工作便会失去成效。当挽救老年人的努力失败后，社会工作者很容易把挫折感转成对老年人的愤怒和敌意。注意反移情问题，时常反思自己对老年人的反应，这一点对从事老年社会工作来说很重要。

3. 社会工作者要善于反思并运用督导机制

同老年人打交道会时刻提醒社会工作者生命的进程，让社会工作者看到由生到死的不可逆转。当事人经历的死亡和丧失，必然会让社会工作者联想到自己将来也要经历这一切，因而感到痛苦。有时甚至害怕个案辅导还没有做完，老年人就会与世长辞。这样的情形会给社会工作者带来很大的心理压力，会使其感到自责或力不从心。所以在做老年人辅导工作时，社会工作者应该审视自己对老年人、对垂死和死亡的感受。有时这些感受来自过去的生活经验和遭遇，社会工作者首先要把自己的问题梳理好。在工作中，社会工作者要善于运用督导机制，通过寻求行政性、教育性和支持性督导解决工作职责、专业技能和情绪困扰方面的问题。

4. 老年社会工作需要多学科合作

老年问题常涉及许多方面的工作，做老年人工作需要多学科的合作，从事老年社会工作需要培养团队工作能力。懂得协调、配合不同的学科共同开展老年人服务工作，才能使工作取得更好的成效

（二）老年社会工作的功能

老年社会工作的功能可以从两个层面进行解析：一是对服务对象即老年人的作用；二是对于社会的意义。

1. 老年社会工作对服务对象即老年人的作用

（1）恢复和维持老年人的功能　在个体走向老化的过程中，老人会经历身、心、社会功能的损害。老年人的有些功能是能够恢复的，例如，因个人因素导致的社会隔离或心理失衡等。对此，社会工作者可以通过个案辅导、小组活动等帮助老人重建互动模式，修复社会关系。当然，老年人有些功能的损伤是难以修复的，例如，因生理老化所导致的功能缺陷。对此，工作者可以采取一定措施防止其快速恶化，尽量维持老人生活的常态。例如，提供一定的康复训练，帮助老人维持生活技能。

（2）提供老人所需要的资源　这是老年社会工作中最实质性的服务内容。由于种种原因，老年人常常面临资源不足的情况。对此，工作者要创造、扩充、改进和协调老人与社会资源间的互动关系，以帮助老人解决在身体、精神、情绪、生活等方面出现的问题。同时，要引导老人观察、体会自己可以使用的资源，从而在某种程度上达成“自助”目标。

（3）预防老人社会功能的衰退　最重要的一点就是基于“人在环境中”的视角，强化老人与其他人、团体和社区间的互助。在工作中，应尽量避免因过分保护老人而致其社会功能不良。例如，社区组建治安联防队时不让老人参加，虽出于敬老好意，但却容易使老人感到自己是无能的。这种做法实际上就损害了老人的社会功能。

2. 老年社会工作对社会的意义

（1）维护社会稳定　稳定是社会发展的前提与条件。开展老年社会工作是促进社会稳定的途径之一。这是由于老年人曾经是社会的中坚，对社会发展有过巨大的贡献。在社会积累的财富中，有他们的创造。做好老年社会工作，让老年人能够享受到经济发展的成果，是对老年人过去贡献的补偿，是体现社会公平的重要标志。此外，做好老年社会工作，既可以使老年人感受社会的温暖、减少老化带来的失落感，也有助于使年轻人认识到老年人的价值，从而尊老敬老。而代际之间良性的互动关系能消除冲突，使社会趋于稳定和谐。再者，做好老年社会工作，使老年人能够安度晚年，对整个社会也是一种慰藉。因为现在的年轻人将来也会老，一个尊老敬老的良性社会环境使年轻人能够看到自己的将来，而有助于维护社会的安定。

（2）促进社会整合　社会整合是指社会内部人与人之间、人与群体之间、人与社会之间的相互联系与合作的和谐状态。社会整合不足，个人或群体之间就会有隔膜、解组甚至分化。步入老年之后，人们会遭受多重身心冲击，如职业丧失、收入下降、社会活动减少、疾病缠身、配偶去世等，部分老年人因无法自我调适，于是变得孤独、猜疑、忧郁、沮丧。作为老年社会工作者，有责任协助老年人重新找回自信，确定有意义的生活目标，以消除其失落感。老年人重新投入社会，扮演起适当的社会角色，对于人际和谐与社会整合而言都有着重要的作用。

（3）利于社会管理　是指对社会事务和工作人员的管辖与治理，包括领导、组织、协调、处理等功能。作为一项重要的社会系统工程，老年社会工作当然离不开管理。首先，开展老年社会工作，必须有领导机构和人员。他们所从事的每一项工作等，毫无例外都是社会管理功能在实际工作中的体现。其次，开展老年社会工作，如设立老年人活动场所、组织老年人开展活动、为老年人提供各项服务等，都离不开组织和管理。至于兴办养老机构，如敬老院、老年人公寓等，更需要科学的、现代化的管理。由此可见，开展每一项老年社会工作都需要管理，社会管理是老年社会工作的一个重要功能。

（三）老年社会工作的目标

我国老年社会工作的根本目标是“老有所养、老有所医、老有所教、老有所学、老有所为、老有所乐”。老年社会工作的目的是让老年人有更好的社会适应能力，更佳的生活质量、生命质量，老年社会工作的目标应当包括以下内容：

（1）帮助老年人获得资源，争取和保护老年人正当权益。在我国，绝大多数老年人由于身体条件和经济、社会地位的下降，仅靠自身的力量很难及时有效获取必要的资源，因此老年社会工作者应当通过各种方法和措施帮助老年人通过合适可行的途径获取所需资源。由于快速工业化和城市化以及人口流动的加快，传统养老观念的弱化，老年人的权威地位受到了动摇，老年人的正当利益得不到充分的满足和保护，因此社会工作者的工作目标之一就是要凭借法律的手段，协助老年人维护合法权益。

（2）增进老年人解决问题和适应社会的能力，解决实际生活中的困难。对于大多数老年人而言，外界的协助能够达成“自助”的结果。很多老年人缺乏自信心，认为自己年老而丧失价值。社会工作者要深入了解老人的诉求，鼓励老人积极调适心态、状态，追求高质量的晚年生活。同时根据不同老年人的实际情况来帮助老年人解决生活中的实际困难。

（3）促进老年人的社会参与，帮助老年人适应老年期改变。随着身心老化的加剧，老年人对外界的依赖性会逐渐增加，保障老年人的生活质量需要多方力量共同努力。这就要求老年社会工作者要努力促成老年人与家人、服务者以及其他人建立良好的互动关系，使他们能够正确认识老年期的特点，理解老年人的需求，从而为老年人的生活创造出比较和谐的社会氛围。

（4）适当反映老年人的需求　老年人的需求是多样的，一般与年龄大小、身心状况、性别、资源条件等因素相关。这种多样性要求工作者要发现老年人真实的需要，并在此基础上促成需要的满足。在工作中，这种对老年人需求的反映表现在积极了解、测量老人的社会需求，根据老人的需求决定机构工作的优先顺序，鼓励老年人参与到机构决策中，给老年人提供选择机会等。

（5）影响机构决策和社会政策　在社会工作中，工作者通常需要扮演多种角色。社会工作者通过对老人社会需求的调查、反映，可以影响机构的决策，使机构的决策更符合老年人的实际情况。工作者可以在实践中审视当前的有关社会政策，并通过适当的方式反映老人、机构和社会工作者的心声，促使有关部门在制定政策时能够有所回应。

三、老年社会工作的类型

老年社会工作可以依据不同的标准划分出不同的类型。

如果依据老年人的年龄，我们可以将老年社会工作分为：低龄老年人（60～69 岁）社会工作、中龄老年人（70～79 岁）社会工作和高龄老年人（80 岁以上）社会工作。这种划分的意义在于：在不同的年龄段，老年社会工作的侧重点是有所不同的。一般来说，对于低龄老年人来说，社会工作的重点是解决其角色转换和再社会化的问题；对于中龄老年人来说，社会工作的重点在于协助其处理好日常生活、代际关系和社会交往问题；而对于高龄老年人来说，社会工作的重点应放在疾病护理、生活照顾和临终关怀等方面。

如果依据工作方法，我们可以把老年社会工作分为：老年个案工作、老年小组工作、老年社区工作和老年行政工作等。老年个案工作是为老年人及其家庭提供服务，以解决老年人在日常生活中所遇到的困扰。老年小组工作是以团体的方式开展服务，借助于团体的动力促进老年人的改变，增强其解决问题的能力。老年社区工作是通过挖掘社区资源满足老年人在家务处理、生活照料、卫生保健、文体娱乐等方面的需求。老年行政工作着眼于宏观管理层面，通过制定老年社会政策、筹措资金、养老机构的监管等，提高老年社会工作的质量和效率。

如果依据工作关系，可以把老年社会工作分为直接性的老年社会工作和间接性的老年社会工作。直接性的老年社会工作，通常是指微观层面的为老服务。其运用的手法主要是个案工作与小组。间接性的老年社会工作通常旨在改善老年人所处的环境。其常用方式是：老年社区工作与老年社会工作行政、老年社会工作督导和研究等。

任务2　老年社会工作的内容与原则

一、老年社会工作的内容

老年社会工作的内容在不同的国家会略有不同。可以说，凡是协助老年人解决其生活困难或问题、满足其需要并促进其发展的相关服务都可纳入老年社会工作的范畴。总的看来，老年社会工作主要包括以下内容。

（一）老年人的经济保障

老年人的经济保障直接关系到老年人的生存和生活质量，是维护老年人生存权的必然要求，是全体国民共享社会发展成果的要求，也是维护社会稳定、促进社会发展的需要。因此，协助落实老年经济保障政策是老年社会工作极其重要的内容。但由于国情不同，各国对老年人的经济保障是不同的。西方国家一般通过社会保险、社会救助保障老年人的经济安全。我国目前对于老年人的经济保障具有城乡二元结构特性。在城市，老年人主要依靠离退休工资实现经济保障。对于经济困难老人及其家庭则有最低生活保障制度，以及不定期的救济。在农村，经济发达地区的基层组织和集体企业已尝试为老年人提供一定数额的养老金。而在经济欠发达地区，老年人主要依靠生产劳动和子女供养来满足基本生活需要。而那些生活困难的孤寡老人、低保对象则受益于五保制度和低保制度。但由于综合国力不强、地区差异大，以及老年人口数量多等原因，老年人的“老有所养”还面临着一些困难，如养老保障覆盖面有待扩展、保障水平有待提高。

在老年社会工作中，工作者对经济保障问题介入主要包括：向老年人介绍有关社会政策，并提供行动建议；协调有关方面为符合条件的老年人做政策落实工作；反映老年人的经济情况，以期对政策制定产生影响；倡导家人及其他非正式资源对老年人予以经济支持；鼓励并支持老年人自养等。总之，老年社会工作者必须关注老年人的经济需求，并通过各种途径为其争取资源，使老年人在衣食住行用方面的基本需要能够得到满足。

（二）老年人的医疗保障

步入老年期后，随着身体机能的老化，人的各种生理机能开始减退，抵抗疾病的能力也开始减弱，因此随之而来的就是疾病的增多。老年人要减少疾病的折磨，应当有病及时看、及时治，减少疾病对身体功能的损害。积极关注和解决老年人的医疗保障问题，是保障老年人生存权和健康权的基础，也是社会不可推卸的责任。在发达国家，老年人的医疗保障设立早，发展较完善。其资金来源包括政府财政支出，但以劳资共同负担的保险费为主要来源。在实行医疗保险的国家中，国库补助一般都占到一定的比重，同时，患者本人也要承担适当的费用。在运作中，医药适当分开，将公立和私立医疗机构纳入服务体系，保障了老年人能够获得公平的、便捷的医疗服务。相较而言，当前我国老年人的医疗保障面临的问题还比较多，其中最突出的就是“看病难，看病贵”问题。

根据老年人的需要，社会工作对医疗保障的介入可以很广泛。从宏观上看，如落实国家有关医疗卫生政策；加强对医疗服务机构的管理；有计划地改善老年人的就医条件；对老年医疗保障进行评估等。从中观层面看，如立足社区开展家庭病床、社区干预、建立老年人健康档案；在老年人及其有关医疗服务机构之间建立联系；开展“送医下乡”活动等。从微观层面，可以举办老年健康讲座，普及老年保健知识；开展针对疾痛的危机干预和心理辅导；组建病友小组，分享治疗及保健经验；开展临终关怀服务等。

（三）老年人的权益保障

老年权益保障工作就是社会工作者依法维护老年人权益，防止老年人的权益受到侵害，让老年人安度晚年。除了《老年人权益保障法》外，《宪法》《民法通则》《婚姻法》《继承法》和《刑法》等重要法律法规中，都对保护老年人合法权益做了相应的规定。一些地方政府还出台了专门的老年人保护政策。老年人曾经对国家和社会的发展做出了重要贡献，保护老年人是全社会的共同责任。歧视、谩骂、侮辱、殴打、虐待和遗弃老年人的行为是被法律所禁止的。但是在社会生活中，老年人的合法权益受到侵害的事例却不绝于耳。例如，有些子女不赡养老人，甚至疏忽、虐待老人；有些子女暴力干涉老人的婚姻或家庭生活；老年人的房屋、土地等财产被他人非法侵占，老年人的知识产权、名誉权等受到侵犯；养老金和其他待遇不能落实等。

保障老年人的合法权益，社会工作的作用空间是广阔的。例如，开展老年人权益保障法的宣传；策划一些以尊老、敬老为主题的社区活动；在与老年人的家人会谈时宣传有关政策法规，努力做好沟通和疏导工作；为合法权益受到侵犯的老年人提供行动建议；开展社会行动，营造维护老年人合法权益的氛围；鼓励老年人更新观念、积极维权；为经济困难老人寻找维权资源等。

（四）老年人的生活质量保障

生活质量是一个多维度的概念，在客观上与生活水平有关，在主观上与满意度、幸福感等相关。提升老年人的生活质量是社会工作的根本使命。老年人的生活质量保障涉及很多方面。其一是发展生活服务，满足老年人在家务料理、饮食、购物、出行等方面的需求。其二是协助老年人改善社会关系。通过个案、小组等方法促进人际之间的深入理解，以达成对老人及其所处环境的改变。其三是发展面向老年人的文化教育事业，为“老有所教”“老有所学”“老有所乐”创造条件。其四是开展个案辅导协助老年人进行心理调适，以缓解压力，保持健康心态。其五是促进老年人参与、融入社会。社会工作者要支持有意愿，有能力的老年人参与社会活动，发挥余热，老有所为。

二、老年社会工作的原则

从事老年社会服务时，除了奉行接纳、尊重、个别化、非批判、保密、案主自决等社会工作的一般原则，我们还应根据老年人及老年期的特点，坚持以下实务原则。

（1）从价值观念上尊重老年人，努力理解和接纳老年人。从价值观上尊重、接纳老年人是做好老年社会工作最基本的前提。一个人如果在思想观念上排斥、歧视老年人，是无法真正理解老年人的，也就不会真正愿意以自己的努力来帮助老年人解决其生活中面临的困难和问题。社会工作者只有真心关心老年人，切实了解他们的真实感受，从而理解、接纳老年人，才能同老年人建立良好的专业关系。

（2）耐心了解老年人的需要，热情鼓励老年人的进步。社会工作者应充分考虑老年人的生理和心理特点，而不能以自己的行动和反应能力来要求老年人，更不能急于求成；在对老年人开展讲解、说明、劝导工作时，要有较强的耐心，说话语气要尽量委婉，必要时应做反复说明以使老年人充分理解自己的意图；开展活动时要给予老年人细致周到的照顾，确保老年人在体力和心理上能够承受，并对老年人多加鼓励，对其所取得的任何进步和改变都应及时地给予赞赏，以促使他们建立起良好的自信心。只有这样，才有可能与老年人建立良好的专业关系，实现社会工作的目的。

（3）协助老年人自立、自决。社会工作者不能代替老年人做出行动和决策，因为对老年人大包大揽并不是解决问题的好办法，反而会伤害老年人的自尊心，使他们感到自己无能而产生沮丧心理。社会工作者应当相信老年人自身的能力，并通过增强老年人的自立能力，提高老年人的自信心，积极鼓励他们在可能的情况下自行做出选择和决定。

（4）与老年人建立相互信赖的良好情感关系。能否与老年人建立起相互信赖的专业关系，是老年社会工作能否得以顺利开展的基本保证与前提。因此，社会工作者在工作中必须设法取得老年人足够的信任，并辅以必要的、适度的情感投入，充分理解老年人的独特感受，从而能够有效地协助老年人解决生活问题或困难。但社会工作者应牢记自己是专业助人者，其情感的介入有一定限度，是为了更有效地开展助人活动。因此在这一过程中，助人的专业关系是一种融情感性和工具性于一体的混合关系，关系的建立是有目的的，社会工作者要始终以解决问题为中心，切忌陷入情感泥淖而无法自拔。

（5）个别化的原则。许多国家的调查表明，人们总是很容易按照某种固定的类型和范畴去理解老年人，认为老人大多残弱、贫穷、孤寂、固执，而老年人实际的状况要比人们想象的好得多。尽管老年人随年龄的增长会带来生理心理的变化，但这些变化并不是千篇一律地按同一模式发生在每个老人身上。有些60岁的老人可能比30岁的年轻人在生理上更健康、在心理上更愿意接受新事物。一些老人健康、健谈且风趣幽默，欣然接受老之将至；一些老人则可能唠叨抱怨、心灰意冷。有的老人把生活安排得井然有序，有固定的目标，自修大学课程，参加各类活动；有的老人则终日无所事事，愁闷着等待天黑。事实上每一个老人都有一个独特的个体，都有他们自身的个性和特点，切不可用某一固定的模式去套他们的生活。

三、老年社会工作的具体方法

经过多年的发展，老年社会工作已经形成了一套系统的工作方案，包括个案社会工作方法和群体工作方法。

（一）个案社会工作

所谓老年个案工作就是指社会工作者在专业的价值观指导下，运用专业的知识和技巧为老年人及其家庭提供物质或情感方面帮助和支持，以使当事人减低压力、解决问题和达到良好的福利状态的服务活动，这是“一对一”的工作方法。

1. 老年个案工作介入的内容

（1）协助老年当事人认识及接受老年。

（2）帮助老年当事人重新整合过去生活的意义，从而使老年人产生人生完美的积极的、正面的感受。

（3）改善老人与家人的关系和相处问题。

（4）支持老人积极参与社区活动，使其晚年生活更加充实。

（5）为老年人组织与争取权益以及寻找各种社会资源。

（6）帮助老年人建立科学、健康的晚年生活方式和心理准备，积极地应对人生晚年期各种“生活事件”（如丧偶、重病、空巢家庭等）。

（7）辅导老年人正确认识死亡及接受死亡的来临，而减少愤怒及恐惧的消极情绪。

2. 老年人个案工作的性质

（1）老年个案工作的提供者是受过一定专业训练的人员，他们运用社会工作的价值理念、方法和技巧为老年人提供支持和服务，因此，它区别于一般的社会公益活动和志愿服务。

（2）老年个案工作的服务对象是需要帮助的老年人及其家庭。

（3）老年个案工作的终极目标是增进老年人与社会的福利，最终实现“助人自助”。

（4）老年个案工作实现“助人自助”终极目标时，面临着更大的挑战。这是因为社会、家庭和老年人自身对老年的认识都存着误区。就社会而言，人们普遍认为老年是退出社会的代名词，因此在观念上往往视老年人为家庭和社区的负担，对老年人的作用视而不见，却片面夸大其身体上的劣势；就老年人而言，他们退出工作岗位之后，与社会的联系逐渐减少，同时某些能力不可避免地随着年龄的增长而降低，从而导致一部分老年人认为自己只能消极被动地适应社会，甚至抱着“等死”的心态来打发时光。因此，老年个案工作的一个重要功能，就是要澄清这一认识上的误区，通过组织、宣传等方式改变社会与家庭对老年人的片面看法，同时，在协助老年当事人工作的过程中，使老年人感受到他们仍然可以改变自己和改变周围的环境，而并非只是消极的一群人。

3. 老年个案工作的辅导技巧

关于老年个案工作的辅导技巧，很多研究者从不同的路径做了探讨，目前在国内外运用较多的两种方法是怀旧和生命回顾。

（1）怀旧　怀旧是老人回顾他们过去生活中最重要、最难忘的事件或时刻，从回顾中让老人重新体验快乐、成就、尊严等多种有利身心健康的情绪，帮助老人找回自尊和荣耀。

（2）生命回顾　生命回顾是指通过生动缅怀过去一生成功和失败的经历，让老人重建完整的自我。鼓励老人将整个人生的经历尽可能详尽的倾诉出来，以达到内省的目的。生命回顾与怀旧不同的是，它是对整个人生的回顾，而不只是回顾生命中最重要的时刻和事件。因此，它更系统详细，也更能让老人面对自己的人生境遇，体味人生的价值和意义。生命回顾的方法已被成功地运用于治疗老年病，特别是那些患有抑郁症的老人。在当今世界上最流行的三种晚年精神病中，抑郁症的发病率最高。抑郁症的最典型症状之一，就是对生活失去兴趣并伴有轻生念头。通过生命回顾，许多老人减轻了自责内疚的焦虑心理，重塑自我，找回了生命的意义。生命回顾和抗抑郁药物的配合治疗，被临床证明对老年抑郁症疗效明显。

（二）群体社会工作

群体工作是指老年社会工作者利用群体凡事为老年人提供服务，增加其参加社会活动的机会，通过老年人参加群体活动，建立老人的互助网络，以帮助他们排解孤独寂寞，使其晚年生活充满乐趣。

群体工作包括两种模式：小组工作和社区工作。

1. 小组工作

老年小组工作是指在社会工作者的协助和指导下，利用老年组员之间的互动和小组凝聚力，帮助老年组员学习他人的经验，改变自己的行为，正确面对困难，恢复自己的社会功能和促进自己成长的专业服务活动。适合老年人开展小组工作的小组主要有老人社交康乐小组、老人支援小组、老人治疗小组、老人服务小组和护老者小组等。

老年小组工作中有以下基本原则：

（1）不要先行假设有些老人喜欢参加小组活动，有些老人不爱参加小组活动。事实上绝大多数老人都有被人关注、与人交往的愿望。

（2）工作人员一定要有耐心、细致、周到的工作态度，要尽可能考虑到每个老人的特殊需要。如果一个工作人员总是举着图片示意大家活动规则而不是传阅，必然挫伤视力不好老人的自尊心，因为活动开始后很可能就他一人不懂规则，显得十分愚笨。

（3）小组组员的选择要恰当。小组组员的合适安排，是使老人能够继续参加活动感兴趣的重要因素。一般来说，宜把教育水平大致相当、身体活动能力无甚差别的老人组成一个小组。

（4）不强求的原则。工作人员虽然尽可能调动所有老人参加小组活动的积极性，但对个别不愿意参加活动的老人则应尊重他们的选择。

老人小组工作的具体技巧有以下几点：

（1）工作人员在小组活动之前，要做好充足的准备工作。尤其是第一次小组活动，工作人员事先要有周密的考虑，包括语言的运用、游戏类型的选择、让大家互相熟悉的方式等都应有充分的考虑。第一次活动要使组员感到轻松自然、愉快开心、活动有趣。可让组员轮流自我介绍以增进组员间的了解，好的开头等于成功的一半。

（2）所组织的活动或游戏一定要简单易学，使老人一听一看就懂，要使游戏具有趣味性，切记不要太难，否则老人会因做不到而感到自己无能。工作人员应以缓慢、清晰、大声的语言讲解规则，要确保每个组员都明白规则。

（3）工作人员要不失时机地赞赏组员的能力。同时，对于个别以自我为中心的独裁组员，工作人员要加以引导、规范，甚至批评，使他们不至于影响小组工作的目标完成。但应注意不要责之过严。

（4）工作人员要关心每个组员对活动的感受，发现一些组员对活动反应冷淡时，要适当调整活动程序，以避免冷场。要在小组内组员自发形成“小山头”，一经发现，工作人员要巧妙地运用随机抽样的方法组织小组活动，自然令其拆散，以达到所有组员互动的目的。

（5）在小组活动行程过半时，工作人员应协助组员真实表述对小组活动的感受，从中发现问题，总结经验，以使下一阶段的活动更符合组员的兴趣爱好。

（6）小组行将结束时，工作人员应评价小组活动的成败及每个组员的发展。

2. 社区工作

社区老年工作是指老年社会工作者以社区为单位，充分利用社区资源，为社区内的老人提供全方位服务的过程。主要是通过动员社区内的人力和物力，满足社区内老人的各种实际需要，改善他们的生活质量。

四、老年社区服务

老年社区工作，顾名思义，就是用社区工作的方法为老年人提供服务。更为具体地说，就是指老年社会工作者在专业价值理念的指导下，以社区为单位，充分利用社区资源，为社区内的老人提供社会服务以提高他们生活质量的工作过程，它是老年社会工作的群体工作方法之一。

（一）老年社区服务的内容

1. 老年人包户服务

这是城市社区中开展最早、最广泛的老年服务项目，也是比较发达的项目。其一般做法是由居委会和参加服务的单位、个人签订包户协议，规定服务人员、服务项目、服务时间和服务要求。例如，粮店送粮、菜场送菜、理发师上门理发、医疗站定期体检、物业公司代收各项费用等。被包户的老人可以是社会孤老，也可以是身边无子女照顾以及生活上有困难的老人。包户也可以采取邻里包户的做法，倡导有能力、有意愿的居民为老年邻居提供必要的照料。例如，上海市政府把为老年人提供服务列入“为民办实事计划”之中：鼓励社区服务部门为吃饭难的老人提供送餐服务，为独居老人提供劳务服务、安装求助电铃，为有病老人提供送医上门服务等。这些服务解决了老年人生活中的突出困难，也使他们感受到了来自社会的关爱。

2. 社区养老托老服务

这项服务一般由街道和居委会兴办的老年公寓和托老所承担，收养对象主要是三无老人，近年来一些退休孤老、身边无子女照料的老人也有这方面的需求。这类老人公寓和托老所，一般规模较小，地点通常设在本社区中，有的是利用旧房改造而成的，有的是通过换房，把分散在社区内需要照顾的老人集中在一起办起来的。

老人公寓把有偿服务和无偿服务结合起来，对“三无”老人实行无偿服务，对其他老人适当收费。这种做法顺应了人口老龄化的发展趋势，在一定程度上满足了社会化养老的需求。老年人可以根据自身情况选择服务项目。老年公寓既负责老年人衣食住行等问题；也经常开展老年人的健身、娱乐、兴趣活动；满足了老年人多方面的需求。近年来，民政部门实施的“星光老年之家计划”在我国得到大力开展，丰富了我国社区养老机构的资源。

3. 老年人互助服务

老年人是一个差异性很强群体，同一社区的老人在身体素质、文化程度上存在很大差异。近年来，一些地方推出了“时间储蓄”的服务方式，值得肯定，可以视为推动老人互助、挖掘志愿资源的长效机制。“时间储蓄”即由低龄老人照顾高龄老人，或是发动其他志愿者提供社区服务，其所付出的劳动以时间或工时的方式记入个人账户，等到服务者本人有需要时，可以从其他服务者那里得到同样时间的免费照料。这种方式既发扬了老人之间互助的人道主义精神，也有利于老人发挥余热，实现其社会价值。

4. 老年生活服务

老年生活服务的项目很多，例如，为方便老人生活而开展的家政，为丧偶或独身老人提供婚姻介绍，为老年人就业提供职业介绍服务等。除了物质生活上的便利服务外，城市社区还致力于丰富老年人的精神文化生活。为了使老年人活得充实、活得精彩，一些社区纷纷兴办老年人活动中心、老人之家、老年茶社等。这类活动场所通常设有游艺室、阅览室、健身房，有的还经常举办书画展、老年舞会等，是老人休闲娱乐的好去处。例如，武汉市社区中的“老人茶社”就是一例。老人茶社遍布大街小巷，老年人可以在此品茶聊天、打牌、下棋，有的茶社还提供一日三餐，所以吸引了很多老人，成为老年人的汇聚地。有的社区还根据老年人的需要开办各种兴趣小组，使老年人有了与同行交流、切磋的机会。

5. 老年庇护服务

老年庇护服务即由有关社会保护组织依据法律法规，为那些人身和基本生活权利受到侵害的老人提供服务。在西方国家，老年人的庇护服务往往是由专门性的非政府组织承担的。在我国，承担这种职能的主要是一些官方组织和群众组织，如工会、老干部处等。在一些城市社区，老人庇护所就设在托老所中，实现一所两用。

例如，广州市避暑防寒庇护站依托各街区星光老人之家建立，在气象部门发布红色寒冷（高温）预警信号时全市 1000 多家星光老年人之家自动开放，24 小时开放，为老人服务。据广州市民政局的负责人介绍，广州市有 1000 个星光老人之家，启动避暑（防寒）机制后，不仅只有本地户籍的居民可以入住，非辖区需要御寒的人士也可以要求在庇护站避寒。

（二）老年社区工作的原则

对老年人要树立正面形象，找出老年人的优点和长处，肯定他们在社会上的价值和地位，相信老年人有潜力去发展。对老年人要有耐心，促进其发展，主动协调和引导老年人积极参与，尤其是关注其转变的程度而非完全的改变。对老年人要有深入的认知和分析，了解个别老年人的兴趣和能力，要有计划地逐渐提高老年人的参与度。

多给予老年人亲身参与的各种机会，不要过分保护老年人。不要只带动老年人的社区参与，而忽略了老年人的基本需求和兴趣，如休闲性活动的提供等。

与老年人建立一个相互支持、信任及平等权利的工作关系。建立更多的社区关系及发掘更多的社区资源。

任务3　特殊老年人的社会服务

一、老年痴呆症的社会服务

随着社会的老龄化，老年痴呆症已成为老年精神卫生领域亟待研究与解决的主要疾病之一。由于人均寿命的延长，老龄人口迅速增长，老年痴呆病人人数必然增加。年龄每增加5岁，阿尔茨海默病病人的患病率将上升2倍，也就是说，60岁人群的患病率为1%，而85岁人群的患病率为30%。

（一）老年痴呆症的概念与分类

1. 老年痴呆症的概念

老年痴呆症是指由不同原因引起大脑萎缩、神经细胞变质和神经纤维增生的情况下出现记忆力、推理能力、思维能力以及定向力的衰退。很多时候，病人也会出现性格和行为的转变，产生幻觉并丧失自我照顾的功能，它并不是正常老化的过程，而是一种病症。65岁以前发病的称为早老性痴呆症，65岁以后的则称为老年痴呆症。

2. 老年痴呆症的分类

老年痴呆症根据病因的不同可以分为老年性痴呆，即阿尔茨海默病（AD，Alzheimer Disease）、血管性痴呆和混合性痴呆三类。

阿尔茨海默病是指老年人因生理、心理功能的衰老，由神经细胞本身的原发性变形或萎缩等所引起的缓慢发展的认知能力缺陷症，是人体脑功能失调的表现，是以脑组织的退行性变化和智力衰退缺损为特征的一种高级神经活动功能障碍。它是最普遍的一种老年痴呆症，占超过一半的病例。

血管性痴呆是指各种原因引起的脑血管供血障碍所致的痴呆。该病病情发展迅速，病史中有反复多次的卒中发作，患者通常会出现梯级式的脑功能障碍。它是造成老年痴呆症的第二大成因，约占老年痴呆症病例的两成。

混合性痴呆是指同时存在有老年痴呆和血管性痴呆的症状，有时鉴别比较困难。在欧美国家，混合性痴呆占老年痴呆症病例的15%～20%。

统计显示，目前中国有老年痴呆症患者600万人之多，患病人数已居世界各国之首，而且每年平均还有30万老年人加入这个行列，并且中国老年痴呆的患病率已随着年龄的升高而显著增长。根据2012年我国卫生部的统计显示：我国55岁以上人群患病率接近4.2%，60岁的老年人患老年痴呆症的比例为4%，65岁以上为7.2%，80岁以上的老年人患病比例则高达20%～40%，中国老年痴呆症患者占世界同类人群的1/3。随着老龄人口的逐渐增多，老年痴呆将给我们带来沉重的经济和社会负担。

（二）正常老化与老年性痴呆的区别

正常老年人的健忘，是一时想不起来，可以通过提示或暗示回想起来；痴呆老人的记忆力丧失，是因为新的信息没有储存入大脑的“信息库”，所以即使提醒也记不起来。

正常老年人有自知力，很少会出现语言、空间感问题，而痴呆老人则对周围环境丧失了判断能力，而且会有语言障碍、在熟悉环境中迷路等问题。

（三）老年痴呆症的警号

老年痴呆症的症状主要表现在记忆丧失、定向障碍、情绪改变以及思维能力的下降等方面，具体如下：

（1）记忆力日渐衰退，影响日常起居活动。炒菜放两次盐，做完饭忘记关煤气。

（2）处理熟悉的事情出现困难。难以胜任日常家务：如不知道穿衣服的次序、做饭菜的步骤。

（3）语言表达出现困难。忘记简单的词语，说的话或写的句子让人无法理解。

（4）对时间、地点及人物日渐感到混淆。不记得今天几号、星期几，自己在哪个省份。

（5）判断力日渐减退。烈日下穿着棉袄，寒冬时却穿薄衣。

（6）理解力或合理安排事物的能力下降。跟不上他人交谈的思路，或不能按时支付各种账单。

（7）常把东西乱放在不适当的地方。例如，将熨斗放进洗衣机。

（8）情绪表现不稳及行为较前显得异常。情绪快速涨落，变得喜怒无常。

（9）性格转变，如变得多疑、淡漠、焦虑或粗暴等。

（10）失去做事的主动性。终日消磨时日，对以前的爱好也没有兴趣。

二、老年痴呆症患者的社会服务

老年痴呆症是一种慢性、进行性的精神衰退疾病，其病症发展缓慢且不明显。而患者的家人或照顾者往往不了解这种疾病，由于缺乏处理患者行为的知识和方法，他们不仅不能很好地照顾老年痴呆症患者，而且自身会感到沉重的压力，容易产生孤立无援甚至衍生出生理或心理问题。因此，需要社会力量尤其是专业的社会工作者参与对老年痴呆症患者的照顾，类似于支援小组、社区照顾和社会支援服务（特别是医疗和家务助理服务）都是老年痴呆症患者最为需要的社会服务。由于目前在我国内地，只有一些特定的老年福利机构有针对老年痴呆症患者的社会服务，社区层面的基本没有展开，而我国的香港地区开展针对老年痴呆症患者的社会服务较早，形式也比较多样化，这里主要借鉴香港的经验。

（一）社区服务

1. 日间护理中心

日间护理中心为60岁或以上体弱的老年人在日间提供个别起居照顾，提供有限度的护理服务及群体生活。服务内容丰富多彩，如记忆训练、运动治疗、缅怀活动、游戏活动、音乐治疗等。目的在于缓解家庭成员在长期照顾患者过程中的压力，并有益于患者的身心健康。

2. 家务助理

家务助理服务是社区支援服务的一种，主要为缺乏自我照顾能力和不能维持家庭正常功能的个人及家庭提供协助和支援，使他们在社区内得到照顾和关怀。

（二）院舍服务

1. 护理安老宿位

护理安老宿位专门为一些因体弱而不能独立生活的老人，如患有老年痴呆症的老年人，提供个别起居照顾和有限度的护理服务。

2. 老人短暂住院服务

老人短暂住院服务是社区支援服务的一种，专为老人提供短暂的住院照顾，以分担家人长期照顾的责任，它分布于老人院舍内。

3. 医疗护理服务

（1）老人精神科日间医院服务　主要为不需住院的老人提供暂时托管支援及训练。

（2）老龄精神科服务队　该服务队负责提供外展服务，为 65 岁及以上的老人提供因心理、社交问题或精神病而需要的专业性的评估、治疗及康复服务。

（3）记忆诊所　目前香港有五间在医院内的记忆诊所和一间在社区的记忆诊所，为社区内怀疑患有痴呆症的人士做评估。

（4）老年痴呆症专科病房　该病房专门为患有老年痴呆症的病人提供专科住院服务。

（三）为照顾者提供的服务

1. 教育性专题讲座

教育性专题讲座的内容以增加参与者对痴呆症以及社区资源的认识和处理问题的技巧为重点，提供服务的机构有香港老年痴呆症协会、香港复康会社区复康网络、圣雅各福群会等。

2. 支援小组

支援小组在专业社会工作者的引导和协助下，运用团体活动的形式将照顾者组织起来，主要是提供一个机会使他们互相分享感受，互相扶持和互通信息，以获得情感上的支持并扩大自己的支持网络。办此类服务的机构有香港复康会社区复康网络、圣雅各福群会、香港基督教服务处和香港理工大学的怡康计划。

3. 辅导服务

辅导服务是协助有需要的照顾者解决他们个人、家庭或照顾痴呆症患者的问题。提供该类服务的机构有香港基督教服务处和香港理工大学的怡康计划、各区的老人社区服务中心以及家庭服务中心。

4. 日间照顾服务

日间照顾服务是由香港基督教服务处和香港理工大学的怡康计划的一个试验性服务。主要是协助社区内老年痴呆症患者的家属，为他们提供短暂的照顾患者的服务。

三、空巢老人及其社会服务

随着社会经济的高度发展，人口老龄化程度的加剧，城市化进程的加快，城市流动人口的不断涌入，我国家庭空巢化态势得到发展，农村和城市空巢现象均十分突出。无论是经济方面、精神方面，还是生活照料方面，老人能在家庭内部可以得到的帮助越来越少，空巢老人的照料问题就无法得到满足，特别是老人在心理慰藉方面的需求特别强烈，这样的现状及发展趋势给空巢老人的社会服务提出了全新的要求。

（一）空巢家庭的定义

空巢家庭是指无子女或虽有子女，但子女长大成人后离开老人另立门户，剩下老人独自居住的老年家庭。在家庭生命周期理论中，空巢期一般被看作是家庭生命周期发展的最后的一个阶段。而空巢老人则是对没有子女在身边共同生活的老年人的形象比喻。

空巢家庭还可以细分为下面几种类型：

（1）纯空巢家庭　指的是单身独居的空巢家庭和配偶共居的空巢家庭。

（2）准空巢家庭　指的是子女不在身边，但其他亲属在身边的空巢家庭。

（3）短期空巢家庭　这是根据两代人相处的时间进行的分类，如子女上学或上班时，老年父母孤身在家，家庭实际上就处在一种短期的空巢状态。

（4）年轻的空巢家庭　这是相对于传统的年老空巢家庭（父母到了老年时子女离开家庭）而言的，由于现代独生子女家庭中不少孩子少小离家外出求学，造成了家庭空巢期的提前到来并使得空巢期延长。

（二）空巢家庭的产生的背景和原因

空巢家庭的出现是社会发展的趋势、社会进步的体现及人们价值观念改变的结果。随着社会老龄化程度的加深，空巢老人越来越多，已经成为一个不容忽视的社会问题。在《中国人口老龄化发展趋势预测研究报告》中可以了解到，自2001 年起，我国已正式进入快速老龄化阶段；未来 20 年，老龄人口的年均增长速度将超过 3%；到 2050 年，中国的老龄人口总量将超过 4 亿人，老龄化水平将超过 30%。

随着中国社会老龄化程度的加剧，“空巢老人”越来越多。根据 2016 年 10 月第四次中国城乡老年人生活状况抽样调查结果指出，空巢老年人（老年夫妇户、独居老人）占老年人口的比例为 51.3%，其中农村为 51.7%。“空巢老人”问题已不仅仅是个人问题，而是全社会亟待解决的社会命题。早在 1999 国际老年人年，国际卫生组织就提出了“积极老龄化”的观点，即通过倡导积极老龄化，最大限度地增加健康、参与和保障的机会，以实现尽可能延长人类健康预期寿命，提高老年期生活质量的目标。“空巢老人”随着年龄的增长，生理功能逐渐衰退，对他人帮助的依赖性越来越高，心理上也就越来越脆弱，对养老服务需求也日益迫切。

就我国而言，最近十几年来空巢家庭的比例也一直呈上升趋势，而且空巢期较之过去也更早到来。中国全国老龄工作委员会办公室于2012年7月在北京发布《2010年中国城乡老年人口状况追踪调查主要数据报告》，报告指出，老年人独立居住比例呈上升趋势，城乡合计“空巢”老年人占49.3%。从数据上看，2010年，城乡老年人平均子女数为3.2个，其中城市2.7个，农村3.6个，较2000年和2006年均显著减少。10年来，城镇空巢老人比例由42%上升到54%，农村由37.9%上升到45.6%，增幅非常明显。随着城市化的发展和人们生活方式的变化，空巢老人的比例还将进一步增加。

空巢老人作为一个社会问题，其产生有着多方面的原因。

(1) 随着社会经济的进步和居住条件的改善，经济的快速增长、科技的进步、医疗条件的改善和生活水平的提高，人口寿命大大延长。

(2) 独生子女政策的实施，计划生育政策的实施使家庭结构小型化，家庭成员减少，而且“丁克”家庭越来越多。

(3) 社保体系尤其是养老体系落后和不完善，社会养老、机构养老发展滞后。

(4) 子女“远游”导致“空巢”。近些年来，许多年轻人有的外出经商，有的在外打工或工作，有的为了孩子得到更好的教育而举家迁往城镇，随着社会就业、竞争等压力的增大，使子女到外地或国外求学、工作、创业的增多，特别是在国外学习生活后选择留在了国外发展，子女“远游”是造成许多老人留守家中的主要原因。

(5) 老少“代沟”导致“空巢”。由于思想观念、饮食习惯、生活方式和性格等方面存在“代沟”现象，家庭成员都要求有独立的活动空间和自由，使得老人一方与子女一方都愿意分开生活，老年人和子女趋向于独立生活，有着对自由空间和平静时间的向往。子女不愿受老人的约束，喜欢单独居住；许多老人也喜欢过独居、清静的生活。也有少数老人因受到子女抛弃甚至虐待，或儿媳与公公、婆婆关系紧张而被迫与子女分居。

(6) 家庭结构模式的小型化、核心化。在现代经济发展过程中，工作变动日益频繁，人口流动和迁移加速，促使大家庭结构向小家庭转变，小型化家庭结构已成为社会的主流。而且随着子女年龄的增长，他们越来越多地关注自己子女的教育问题，对老人的关心照顾则有所疏忽。

(三) 空巢老人普遍面临的问题

空巢家庭的大量出现，虽然是社会经济进步和现代人口结构发展的必然，是经济发展和生活质量提高的表现。但空巢家庭的增多会给社会、家庭及老年人个人带来很多方面的问题，具体而言，包括经济问题与生活照顾、精神慰藉等方面。

1. 经济问题

就现阶段而言，我国社会保障机制还不健全，我国的老年人经济收入普遍较低，农村空巢老人状况尤甚。相关资料显示，“空巢老人”经济收入普遍不高，尤其农村“空巢老人”，经济收入非常低。他们大多数没有社会养老保障，经济收入来源主要是自己劳动所得和子女补贴。而老人劳动所得很有限，子女补贴缺乏稳定性且标准低，也没有有效的约束机制。与城市空巢老人相比，农村空巢老人由于其经济水平的低下和社会保障的缺乏更具有脆弱性。在人口老龄化和社会转型的双重背景下，农村空巢老人面临的经济供养问题日益凸现。绝大部分农村留守老人的经济来源主要靠种地，辛苦劳作一年后，来自土地的收益扣除成本后收入甚微，而且还承担着照料留守儿童的任务，经济负担自然很重。此外，他们由于收入低，有的连基本生活都难以维持，有病得不到及时治疗，“看病难”成为这部分人的最大心病。

总的来说，老人的经济保障普遍存在很大的不确定性，且收入偏低。这种状况一旦出现了额外的支出，如“医疗费支出”，而医疗费又占大多数老人生活开支的很大部分，这种矛盾造成了老人各种心理、生理问题。所以，部分“空巢老人”需要更多的社会的经济支持，尤其在医疗费用的支付上，需要更多的社会政策倾斜。

2. 生活照料问题

北京、厦门、延吉等多个地区关于“空巢老人”身体状况的调查显示，90%以上的老人都患有各种各样的疾病，其中超过一半的老人至少患有一种慢性疾病。人到了老年，健康状况就会有所下降，经常受到疾病的侵袭，尤其是高龄空巢老人。空巢老人在身体状况好时生活可以自理；但随着年龄的增长和精力的衰退，总有一天会难以照料自己的衣食住行，而我国大多数老人一直是由家庭提供养老保障，子女在老人生活照料上的缺位，使其生活面临诸多困难。空巢老人面对病痛常面临三大“无助”困境：急病突发无人知晓、慢性疾病无人照料、医疗费用过高无法承担。与城市老人相比，农村“空巢”老人面临的安全问题还有用电、用火不慎而造成安全威胁，还有灾情的威胁等。

3. 心理、情感方面问题

精神慰藉是老人照顾中不可忽略的一部分内容，老年人的生活质量，不仅表现在物质上，还表现在精神上。愉快的精神是保持老年人健康的重要条件。

空巢老人普遍都有一种“空巢感”，即孤独感，这种孤独感里又增添了思念、自怜和无助等复杂的情感体验。有“空巢感”的老人，大都心情抑郁、惆怅孤寂、行为退缩。“空巢老人”都存在生活方式单调的问题。城镇“空巢老人”的主要娱乐活动是打扑克、玩麻将牌，晚上一些老年妇女会到社区广场跳健身舞。而农村“空巢老人”则因居住分散，有些因条件有限，没有供老人休闲娱乐的固定场所。不管是城市老人或农村老人，他们最怕的是孤独，空虚感是他们常有的情绪，他们生活在“出门一把锁，进门一盏灯”的状态下，孤独地出去，孤独地回来。在调查中发现绝大多数老人有孤独、压抑、有事无人诉说之感。他们常年劳累，情感孤独再加上思念亲人等复杂的情感因素，对老年人的身心造成了的伤害，使他们加速了进入老年痴呆的行列，大部分老年人存在心情抑郁、惆怅孤寂、行为退缩现象。

究其原因，主要有以下几方面：首先，老年人刚从以前的岗位上退下来。对新的生活还不适应，尊重的减退使他们深感“世态的炎凉”；其次，子女不在身边是老人孤独的直接诱因，而中国养儿防老的传统理念是造成空巢老人内心失落的根本原因；最后，老年人没有为即将到来的空巢生活做好准备；对老年生活没有进行适当的规划，许多子女认为父母不愁吃住就没事了，往往忽视了与父母的精神交流和情感慰藉。

（四）空巢老人的社会服务

空巢家庭的出现，给社会和个人带来了很多问题，当面对即将到来的空巢老人高峰时，如何为空巢老人建立一种完善的照顾体系并提供他们所需的各种迫切服务，是我们必须面对的问题。现代工业社会，随着社会化大生产发展和家庭结构的变化，传统的家庭服务方式向社会化的服务方式转变，社会化老年服务事业逐渐成为老年健康管理的一个重要组成部分。

现有的老年社会服务内容主要体现在以下几方面：

1. 老年人生活保障和照料服务

政府和社区联合建立养老院、敬老院、托老所、老年公寓、老年福利院、老人新村、老年日间服务站等社会福利机构，为城市老年人安度晚年提供保障。很多老年人由于独居，生活上面临诸多困难，社区为这些老人提供饮食、起居、出行等方面的照料和服务，体现出老年关爱的人性化。有的街道实行家政上门服务，老人向社区照料服务中心雇佣服务人员，在固定的时间到老人家里做饭、打扫卫生、整理房间等。

2. 老年人档案建立服务

社区为老年人建立基本的身体健康、心理健康档案，以便及时了解老年人曾经出现过的心理问题和身体疾病，更好地开展对老人的治疗和帮助；为老年人建立社会关系档案，了解老人的亲属、朋友网络，可以更好地与老人亲人沟通，为做好老年关爱工作提供重要的保障。

3. 老年生理和心理健康服务

老年人由于生理功能衰弱，容易出现神经系统、心血管、骨骼肌肉、胃肠道、呼吸系统、内分泌系统等各方面的疾病，社区内建立卫生服务站和老年康复中心，为老人提供定期的健康卫生服务，开展老年门诊、家庭病床、保健服务等，为行动不便的老人提供上门的医疗和送药服务。有的社区还举办健康讲堂，邀请一些医学专家为老人讲授健康保健知识。

由于老年人较怕孤独，社区工作人员及志愿者可通过为老人提供陪同聊天解闷等服务，排除老人寂寞。社区还建立老年人情绪辅导中心和老年人心理咨询中心，为有需要的老人提供心理咨询、心理辅导和心理治疗等。此外还不定期组织老人参加心理健康讲座等咨询辅导活动以及开通热线电话，帮助老年人排除心理疾病，愉快安度晚年。

4. 老年文化娱乐服务

老年人参与文娱活动，既丰富自身文化生活，陶冶情操，又服务社会、发展社会文化、促进社会进步。许多社区组织了合唱队、舞蹈队等，满足不同兴趣老人的需求，让老年人老有所为、老有所乐。通过组织老人参与各种文娱比赛，为老人创造展现自己兴趣爱好的机会和平台。一些地方政府和社区还联合创办了老年大学、老年图书馆和老年阅览室，为老年人接受文化教育提供平台，丰富老年人的业余生活。

5. 志愿者服务

志愿者主要包括青年志愿者和老年志愿者。有些社区建立了大学生创新实践基地，青年志愿者一般都是高校或者中学的学生，他们为老人提供生活照顾、陪同聊天、购物、就医等服务，帮助老人之间形成互助组，让低龄或行动方便的老人为高龄或行动不便的老人提供力所能及的服务。志愿者还为有活动能力和奉献精神的老年人提供平台，让他们参与社区建设或服务。

四、老年人自杀及其社会服务

随着家庭结构和模式的改变，老年人独居已是常见现象。孤独寂寞且与社会脱节是许多老年人共同的感受，老年人在精神方面缺乏慰藉或身体状况不佳都可能会使老人采取自杀这种极端的方式结束自己的生命，以寻求解脱。第七届全国心理卫生学术大会调查显示，每年至少有 10 万 55 岁以上的老人自杀死亡，老年人已成为我国自杀率最高的人群。

（一）老年人自杀的现状

自杀是一个人以自己的意愿与手段结束自己的生命，它是一种人类生理、心理、家庭、社会关系及精神等各种因素混杂而产生的偏差社会行为，也是一种沟通方式，有人借由它来传达情绪、控制人、换取某种利益（精神上或实质上的），更有可能是为了逃避内心深处的罪恶感及无价值感。

根据世界卫生组织的研究，过去 10 年，亚洲 65 岁以上老人的自杀率呈激增态势。中国大陆 70 ~ 74 岁城市居民中，每 10 万人中自杀人数从 20 世纪 90 年代的 13. 39 人，激增至 21 世纪前 10 年中期的 33. 76 人。老年人的自杀问题目前已成为严重的社会问题。据相关统计数据显示，在我国社会转型加速的10年间，老年人自杀率表现出了随着年龄组升高而不断上升、乡村高于城市以及男性高于女性等基本特征，具体特点如下：

（1）男性略多于女性　据有关权威部门的调查，在每年自杀的老人中，男性占自杀总数的51%，女性占49%。

（2）农村多于城市　每年的老年自杀者中，农村老人占自杀总数的94%，城市占6%。据2011年的全国统计数据来看，各年龄组农村老年人的自杀死亡率均高于城市。65~70岁年龄组农村老年人的自杀率是城市的2.6倍，而85岁及以上农村老年人的自杀率是城市的2.4倍。

（3）文盲半文盲居多　老年自杀者的平均文化程度为小学二年级，其中61%是不识字的纯文盲。

（4）生活贫困者居多　自杀者的家庭人均收入普遍偏低，贫困是导致老人自杀的重要原因之一。

（二）老年人自杀的原因

自杀并不是孤立的个人现象，而是与家庭矛盾，心理孤独、抑郁，疾病因素，经济困难，社会地位丧失等紧密相关。

1. 家庭矛盾

人到了老年以后，生活的中心便是家庭。因此，家庭当中的人际关系直接影响老年人的心理健康。现代家庭多以核心家庭为主要形式，家庭结构的变化导致老年人在家庭中的地位降低，同时现代社会的“孝道”观念淡化。这些变化使老年人容易产生忧郁烦躁，认为活着是一种负担，容易产生厌世悲观的情绪，在行为上就会走向极端。国内大多数研究都揭示，家庭纠纷是老年人自杀的第一诱因。

2. 心理孤独、抑郁

传统家庭中人口较多，即使老人与子女分家也往往住得比较近，大小家庭之间联系紧密，来往频繁，并且老人在家庭中地位较高，这样老人晚年生活的物质照顾和精神慰藉都有客观上的保障。而现代家庭人口明显减少，很多老人未能和子女一起生活。他们不仅在生活上得不到晚辈及时周到的照顾，在心理上也容易产生孤独感和悲伤情绪，尤其是那些“空巢家庭”中独居的老人更显得孤单、无助。

3. 疾病因素

疾病是老年人自杀的重要原因，特别是一些慢性疾病如心脑血管疾病、风湿、脑卒中、瘫痪，以及一些癌症疾病等所导致的身体疼痛。这些消耗体力的慢性病给病人带来长期折磨，而且让子女负担加重和厌恶老人，这些都会使老人的求生意志大大降低。

4. 经济困难

有关调查显示，自杀者的家庭收入普遍偏低，贫困也是导致老人自杀的重要原因。因为老年人的收入来源很有限，除了养老金和子女供养外，很少有其他收入，能获得的社会保障也很少，尤其是农村地区的老人基本都是家庭养老。都使老年人容易陷入生活困境，而农村老年人在这方面的问题更为突出，甚至缺乏基本的生存保障，导致一些老人产生轻生的念头。

5. 社会地位丧失

老年期社交活动减少，自主经济能力下降和长期的社会孤立都会使老年人丧失生活的兴趣，并产生消极甚至是极端的思想。导致老年人对自己的社会性存在产生怀疑和困惑，从而产生一种被社会抛弃的不良感觉。

（三）老年人自杀的预防与介入

1. 建立危机干预体系

建立危机干预热线是干预和处理自杀的常见有效手段。专业人员通过热线电话保持交谈，建立信任，在此基础上使对方把内心的情绪、自杀的想法和冲动表达出来，从而缓解自杀的冲动。直接危机过后成立由子女、朋友和医护人员组成的监护小组，警惕和防止再次自杀的迹象。2009 年 6 月 27 日，全国第一条老年人心理危机免费救助热线——“爱心传递热线”（800－810－0277）在北京正式开通，解救了很多试图自杀的老人。

2. 社会福利方面

建立和完善社会养老保障体系，保证老年人福利的发放工作；以立法的形式保证老年人的合法权益；加大社会福利资金的拨款，保证社会福利项目的顺利实施，从而提高老年人的生活质量。

3. 社会服务方面

建立老人社会服务设施和场所，加强与非政府组织（NGO）合作，敦促诸如佛教等教会团体成立老年人活动中心等，促进老年人扩大活动范围，积极与外界联系，丰富他们的日常生活。使老年人得到归属感和情感交流，消除或减轻孤独感。

4. 社区服务方面

开办老年学校、老年兴趣小组等，举办各种文化活动，组织志愿者定期照顾社区老年人，建立社区老年人医疗保健服务网，保障老年人身体和心理健康；同时鼓励老年人投身社区服务，实现老有所为。

5. 社会教育方面

加强青年人赡养老人、尊重老人等新型孝道观念的宣传教育和旨在改善老年人在人们心中的负面形象及老年人自身持有的悲观观念的宣传教育，从而减少子女不善待老人甚至虐待老人现象的发生。

【案例 1】

在某大学家属住宅小区内，60 岁左右的老居民占了相当大比例，他们大多数是已经退休的某体育学院教职工，身体状况普遍较好，有的还具备一定的体育运动特长。他们退休以后，有的人在其他岗位上继续从事不同的工作，有一部分人则无所事事，或流连于棋牌室，或扎堆聊天带孩子，还有的人则经受着各种生理和精神疾病的困扰。由于该住宅小区属于单位管辖，小区内设立了家属委员会行使居民自治管理职能，但由于职能设置和人员配备不全，工作开展不到位，在小区内部服务和管理上造成了一定的混乱。

问题：在上述案例中，该小区目前面临的主要困境有哪些？作为老年社区工作者应该采取什么样的策略介入？

【案例 2】

李奶奶今年已 82 岁了，老伴去年去世。李奶奶共生有二子一女，均已成家立业。大儿子 15 年前留学美国，一家人现在美国定居；二儿子 1969 年到江西插队落户，早在 1978 年就上调县城工厂，娶妻生子，现在夫妻俩都被选拔在县政府当干部；小女儿从戏剧学院毕业当了演员，结婚后住在婆家，经常出外景拍戏。李奶奶的三个儿女都很少回来看望她，现在老房子里就李奶奶一人“留守”着。前几年李奶奶身体还算硬朗，这两年每况愈下，特别是老伴撒手人寰后，李奶奶总感觉到“下一个该轮到我了”。

问题：作为老年社会工作者，你将如何介入和帮助李奶奶解决问题，请写出介入方案。

【案例 3】

陈老伯，73 岁，退休工人，近日因心脏病住进深圳某医院，住院后在检查、护理、用药过程中处处抱怨儿子，还经常无故对儿子发脾气，跟病房的医生、护士甚至其他病人家属说儿子的坏话，导致父子关系一度非常紧张。他儿子一气之下说要放弃陈老伯的治疗，并且要求脱离父子关系，父子关系面临挑战。陈老伯需要进行心脏搭桥手术，手术费至少需要 6 万元，如果手术费用筹不够，将无法顺利进行手术，陈老伯心情非常糟糕，做了最坏的打算是“有钱看病，没钱等死”。

问题：对陈老伯的案例进行分析，并制定个案工作计划。

【思考与练习】

1. 老年社会工作的定义和主要内容是什么？
2. 老年社会工作的工作模式有哪些？

3. 老年社会工作具有哪些特点？应秉承哪些原则？

4. 从社会工作的角度谈谈如何为老年痴呆症患者提供社会服务？

5. 结合实际事例，谈谈空巢老人的常见问题。

6. 如何预防老年人自杀？

7. 作为老年社会工作者，可以从哪些方面更好地为这些有特殊问题的老人提供服务？

项目七　老年护理

【学习目标】

1. 掌握老年人日常护理的注意事项；
2. 掌握老年人营养、排泄问题及护理内容；
3. 掌握老年人认知、感知问题与护理内容；
4. 掌握老年人休息活动问题与护理内容；
5. 理解老年人沟通与交流的特点；
6. 了解与感知、认知相关的系统、组织老化性改变。

任务1　老年日常生活护理

老年期不同于人生的其他阶段，此期由于老年人生理功能逐渐减退，全身肌力减弱，关节活动欠灵活，视觉、听觉也有所减退，因此健康受损和患各种慢性疾病的比例较高。对老年人我们不仅要重视其生理状况，还应关注老年人的生活功能方面是否健康。所以，老年人日常生活护理应强调帮助老年人在健康状态下独立方便地生活或者在疾病和功能障碍的状况下恢复基本的生活功能，使其适应日常生活。

一、老年人日常生活护理的注意事项

（一）理解和尊重老年个人

每位老年人有着自己独特的社会经历和生活史，其思维方式和价值观也不尽相同。他们为社会贡献了毕生精力，为家庭做了很大贡献，从生活经历而来的自我意识很强，如果因为护理不当，他们的生活方式和生活价值观等受到侵害，其尊严将被损伤。在日常护理老年人时，首先是尊重其本性和个性，关怀其人格和尊严。

（二）防止老年人对日常照护过分依赖

老年人由于疾病及衰老的原因，往往会对护理人员产生强烈的依赖心理，甚至有些老年人只是为了得到他人的关注和爱护而要求护理。因此，要对老年人进行全面评估，在生活功能方面，既要注意其丧失的功能，还应该看到残存的功能；在心理方面，要通过观察、交谈等途径了解其是否存在过度的依赖思想和其

他心理问题，如抑郁、孤独等。护理人员要明确包揽一切的做法有害无益，应鼓励老年人最大限度地发挥其残存功能的作用，使其基本的日常生活能够自理，而不依赖他人，同时提供一些有针对性的心理护理。总之，既要满足老年人的生理需要，还要充分调动老年人的主动性，最大限度地发挥其残存功能，尽量让其作为一个独立自主的个体参与家庭和社会生活，满足其精神需要。

（三）注意老年人的安全

1. 针对相关心理进行护理

一般有两种心理状态可能会危及老年人的安全，一是不服老，二是不愿麻烦他人。尤其是个人生活上的小事，愿意自己动手，如有的老年人明知不能独自上厕所，但却不要别人帮助，结果难以走回自己的房间；有的老年人想自己倒水，但提起暖瓶后，就没有力量将瓶里的水倒进杯子。对此要多做健康指导，使老年人了解自身的健康状况和能力。另外护理人员要熟悉老年人的生活规律和习惯，及时给予指导和帮助，使其生活自如。

2. 防护措施

（1）起居动作要轻缓　老年人在突然、快速改变体位时常会发生头晕、眼花或心慌，甚至摔倒的情况，因此老年人应注意起床、下床时要由卧而坐，停一会儿，再由坐而立，起步动作要慢。久坐后，应在原地站立一下再走；由蹲位到站立时，更应缓慢并站一会儿再走，不能站起来马上就走。尽量少做低头弯腰的动作。不宜长时间站立，更换衣服或穿脱鞋袜时最好取坐位，必须保证不单腿站立。

（2）行走要给予必要的帮助　对体弱或高龄老人要给予搀扶。老人出行时步伐多较缓慢，陪护人员一定不能催促，必要时要予以搀扶或由自己扶着室内的墙壁、桌椅往前走。平时或上街时可用拐杖，拐杖着地的一端最好带有橡皮头以防地滑。行走时间不能太长，一旦感到疲乏应及时休息。

（3）老年人出行时最好有人陪护　外出前要掌握当日的天气，并根据天气情况准备必要的物品，同时要合理安排外出的时间，避免时间太长；一般情况下，雨雪天、雾天、大风寒冷天气，炎热季节是不宜外出的，如事先有约，无法改变时间，应先做好充分的准备，切勿匆忙外出。外出时要注意交通安全，行走不宜过急，以免忙中出错。护理人员若陪同老人外出，应依老人的心态与其闲谈，使其心情舒畅；若老年人心事重重，就最好不外出。

（4）家具要适用　家有老年人各种家具在保持适用的同时，要充分考虑到老人使用的安全性。如座椅要结实牢固有靠背或扶手，高低适宜，接触地面要稳固；床具最好是硬板床、铺厚褥为宜，高矮要合适，便于上下；地面要平坦不打滑；门槛不宜过高等。

（5）其他相关起居安全注意事项

①尽量减少爬高就低。

②尽量不穿塑料底和高跟鞋以防滑倒。

③睡前不吸烟，不要躺着吸烟，以防火灾。

④做家务劳动时，动作要舒缓，不急躁，要防止烫伤。

⑤常用品不要经常随便移动位置，以便于取用。

（6）防止交叉感染　老年人免疫功能低下，对疾病的抵抗力弱，应注意预防感染。所以不宜多会客，病人之间尽量避免互相走访。尤其患呼吸道感染或发热的老年人更不应串门。

（四）提供私人空间

日常生活中部分生活行为需要在私人空间中开展，如排泄、沐浴、性生活等。为保证老年人的隐私和快乐舒适的生活，有必要为其提供一个独立的空间。但在现实生活中，由于老年人的身体状况、生活方式、价值观、经济情况等有个体差异，很难对此做出统一的规定。理想状况下老年人最好能有其单独的房间，且要与家人的卧室、厕所相连，以方便联系；窗户最好为两层，薄的纱层既可透光又可遮挡屋内情况，而厚的则可遮住阳光以利于睡眠。但无论是家庭还是老年养护机构，很多都不能满足以上条件，此时可因地制宜地采取一些措施以保护老年人的隐私，如在多人房间时应用拉帘或屏风进行遮蔽。

二、老年人沟通与交流

沟通是指两个人或两个群体间，通过语言、姿势、表情或其他信号等方式，相互分享与交换信息、意念、信仰、感情与态度，以使双方能够互相理解。在此过程中需要交流双方持续不断的调整与适应，使交换的信息更加清晰与真切，以期达到有效的沟通及促进彼此正向关系的发展。通过的方式主要包括非语言沟通和语言沟通。

（一）非语言沟通的技巧

非语言沟通对于因逐渐认知障碍而越来越无法表达和理解谈话内容的老年人来说极其重要。在深入探讨各种方式的非语言沟通之前必须明确老年人可能较为依赖非语言交流，但并非意味着其心理认知状态也退回孩童阶段。所以，要避免不适宜的拍抚头部等让老年人感觉不适应和难以接受的动作；要尊重与了解老年人的个别性和文化传统背景，以免触怒老年人；注意观察何种沟通模式是老年人反应良好的特定方式，并予以强化和多加运用。

1. 触摸

在护理过程中要掌握以下注意事项：

（1）尊重老年人的尊严与其社会文化背景。检查涉及老年人的隐私时，应事先得到老年人的允许，且应注意不同社会文化对触摸礼仪的使用相距甚远。

（2）逐进地开始触摸，并持续性观察老年人的反应。例如，从单手握老年人的手到双手合握；进行社会会谈时，由 90～120cm 渐渐拉近距离；在触摸过程中观察老年人面部表情和被触摸的部位是松弛（表示接受且舒适），或是紧绷

(表示不舒适)，身体姿势是退缩的向后靠，或者是接受的前倾，都可为下一步措施的选择提供依据。

(3) 确定适宜的触摸位置，最容易被接受的部位是手，其他适宜触摸的部位有手臂、背部、肩部，头部一般不宜触摸。

(4) 实施有准备的触摸，先让老人知道触摸者的存在，触摸前给提示信号，绝不要突然从背后或者暗侧给予触摸。

(5) 对老人的触摸要给予正确的反应，要学会接受老人用抚摸头发、手臂或者脸颊来表达谢意，不要一味地以老人为触摸对象。

2. 身体姿势

每当言语无法清楚表达，身体姿势可有效地辅助表达。

(1) 无法用口头表达清楚的老人，可鼓励用身体语言来表达，再口述一遍给老人，以利于双向沟通。

(2) 听力下降的老人，要面对老人，利于老人观察口型的变化，并加上缓和、明显的肢体动作有效地辅助表达。

3. 倾听

老人是家里的长者，部分老人遇事好唠叨，很希望年轻人多听他们的教诲。因此，在老人护理过程中，要注意：眼睛接触、态度良好、适时反馈。

(二) 语言沟通的技巧

1. 语言性沟通的诱发技巧

(1) 善于引导谈话　与老人谈话时，要用尊敬的语言及称呼，使老人感到亲切。为激发老人的谈话兴趣，可以先谈谈他的得意事，多赞美，建立起一个融洽的谈话氛围。

(2) 重视反馈信息　可以适当地回应“嗯、对”等，表示已经理解了老人的情感。在向老人传递信息时，可以用目光、接触、简单发问等方式试验对方是否有兴趣听、是否听得懂等，这样才能使谈话双方始终融洽，不至于陷入僵局。

(3) 处理好谈话中的沉默　沉默本身也是一种信息交流，但是长时间的沉默会使双方情感分离，应予避免。打破沉默最简单的方式是适时发问。

2. 善于使用美好语言

多使用安慰性语言、鼓励性语言、积极的暗示性语言，必要的时候，也要使用指令性语言，如高血压患者的饮食，不能多盐。

总之，与老年人沟通使用语言交流时应做到“CLEAR”，即 clarify（讲述清楚）、listen（认真倾听）、encourage（鼓励表扬）、acknowledge（表示感谢）、reaction and repeat（反应与重复）。同时，还要注意观察老人的非语言交流，如表情、眼神、手势、坐姿等，并做到“SLEOR”，即 sit squarely and smile（面对面坐、微笑）、lean towards client（身体倾向老人）、eye contact（目光接触）、open and approachable（坦率、平易近人）、relax（放松、大方）。

三、清洁与舒适

（一）老年人皮肤日常清洁

老年人在日常生活中要注意保持皮肤卫生，特别是褶皱部位，如腋下、肛门、外阴等。适当沐浴可清除污垢、保持毛孔通畅。建议老年人根据自身习惯和地域特点选择合适的沐浴频率，一般北方可安排夏季每天1次，其余季节每周1～2次温水洗浴，而南方则可夏秋两季每天1次，冬春两季每周1～2次沐浴，或酌情安排。皮脂腺分泌旺盛、出汗较多的老年人，沐浴次数可适当增多。

切记饱食或空腹均不宜沐浴，应选择在饭后2h左右进行；建议沐浴的室温调节在24～26℃，水温则以40℃左右为宜；沐浴时间以10～15min为宜；洗浴时应注意避免碱性肥皂的刺激，而宜选择弱碱性的硼酸皂、羊脂香皂或沐浴液等，以保持皮肤pH在5.5左右；沐浴用的毛巾应柔软，洗时轻擦；可预防性地在晚间热水泡脚后用磨石板去除过厚的角化层，再涂护脚霜；需使用药效化妆品时，应先观察老年人皮肤能否耐受，是否过敏。要以不产生过敏反应为前提，其次再考虑治疗效果。

老年人的头发多干枯、易脱落，做好头发的清洁和保养，可减少脱落、焕发活力。应根据自身特点定期洗头，干性头发可每周清洗1次，油性头发则可每周清洗2次。有条件者可根据自身头皮性质选择合适的洗发、护发用品。如皮脂分泌较多者可用温水及中性肥皂，头皮和头发干燥者则清洁次数不宜过多，应注意选用洗发乳或含脂皂清洗，并可适当应用护发素、发膜等护发产品。

（二）老年人皮肤瘙痒及照护

针对老年人皮肤瘙痒，可提供以下的照护措施：

（1）一般照护　减少洗澡次数；洗澡水不宜过热；忌用碱性肥皂；适当使用润肤用品，特别是干燥季节可于浴后涂擦润肤油，防止机械性刺激；避免非棉织衣服直接接触皮肤；饮食宜清淡，特别是冬季应多吃养血润燥的食物，如芝麻、花生等，忌烟酒、浓茶及咖啡，少用辛辣刺激性食物。

（2）对症照护　可使用低浓度类固醇霜剂擦皮肤，适当应用抗组胺类药物及温和的镇静剂可减轻瘙痒。及时就医，根据瘙痒的病因逐个检查筛排，并做出对因治疗。

（三）老年人衣物选择注意事项

内衣应以透气性和吸湿性较高的纯棉织品为好。服装的设计上要注意便于穿脱，如拉链上应留有指环；上衣的设计应多以前开襟为主；减少纽扣的使用，尽量使用橡皮筋代替，或可选用魔术贴取代纽扣。

此外，老年人衣服款式的选择还应考虑安全舒适。应避免穿过长的裙子或裤子。做饭时的衣服应避免袖口过宽，衣着色彩要注意选择柔和、不褪色、容易观察是否干净的色调。条件允许时鼓励老年人的服饰打扮可适当考虑流行时尚。

在鞋子的选择方面，首先应选择大小合适的鞋。患有糖尿病的老年人更应注意；其次应注意避免鞋底太薄、太平。因此应选择鞋底有一定厚度、后跟高度在2cm左右的鞋；老年人均应选择有防滑功能的鞋。

任务2　老年常见问题及护理

一、老年人营养、排泄问题及护理

（一）老年人的营养问题及护理

1. 老年人的营养需求

老年人的营养需求包括碳水化合物占总能热量的55%~65%，蛋白质总能量应占总热量的15%，脂肪供给能量应占总热量的20%~30%，另外还包括无机盐、维生素、膳食纤维等。老年人每日饮水量（除去饮食中的水）一般在1500mL左右为宜。

2. 老年人的饮食原则

（1）平衡膳食　老年人应保持营养的平衡，适当限制热量的摄入，保证足够的优质蛋白、低脂肪、低糖、低盐、高维生素和适量的含钙、铁食物。

（2）饮食易于消化吸收　老年人由于消化功能减弱，咀嚼能力也因为牙齿松动、脱落和咀嚼肌力的降低而受到一定的影响，因此食物应细、软、松，既给牙齿咀嚼锻炼的机会，又便于消化。

（3）食物温度适宜　老年人消化道对食物的温度较为敏感，饮食宜温偏热。两餐之间或入睡前可加用温热饮料，以解除疲劳、温暖身体而有益于睡眠。

（4）良好的饮食习惯　根据老年人的生理特点，少吃多餐的饮食习惯较为适合，要避免暴饮暴食或过饥过饱。由于老年人的肝脏中储存肝糖原的能力较差，而对低血糖的耐受能力不强，容易饥饿，所以在两餐之间可适当增加点心。晚餐不宜过饱，因为夜间的热能消耗较少，且如果多吃了富含热能而又较难消化的蛋白质和脂肪会影响睡眠。

3. 饮食的烹饪

（1）咀嚼、消化吸收能力低下者的照护　蔬菜要细切，肉类最好制成肉末，烹制方法可采用煮或炖，尽量使食物变软而易于消化。应多选用富含纤维素的蔬菜类，如青菜、根菜类烹制后食用。

（2）吞咽功能低下者的照护　某些食物很容易产生误咽，应选择黏稠度较高的食物。

（3）味觉、嗅觉等感觉功能低下者的照护　烹调时可用醋、姜、蒜等调料来刺激食欲。

4. 进餐时的照护

(1) 一般照护　尽量安排与他人一起进餐以增加进食量；鼓励自行进食，对卧床的老年人，如帮助其坐在床上并使用特制的餐具（如床上餐桌等）进餐；在老年人不能自行进餐，或因自己单独进餐而摄取量较少，并有疲劳感时，可协助喂饭，但应注意尊重其生活习惯，掌握适当的速度与其相互配合。

(2) 上肢障碍者的照护　可以选择各种特殊的餐具。如有老年人专用的叉、勺，其柄很粗，以便于握持，可将普通勺用纱布或布条缠上即可；有些老年人的口张不大，可选用婴儿用的小勺加以改造；使用筷子的精细动作对大脑是一种良性刺激，因此应尽量维持老年人的这种能力，可用弹性绳子将两根筷子连在一起防止脱落。

(3) 视力障碍者的照护　照顾者首先要向老年人说明餐桌上食物的种类和位置，并帮助其用手触摸以便确认。鱼刺要剔干净。让老年人与家属或其他老年人一起进餐，制造良好的进餐气氛。

(4) 吞咽能力低下者的照护　体位一般采取坐位或半坐位，偏瘫的老年人可采取侧卧位，最好是卧于健侧。进餐前应先喝水湿润口腔。

5. 老年人的营养问题及护理

(1) 消瘦　是指机体的肌肉组织、脂肪储备不足，体重较标准体重低10%或以上者。由于社会、经济因素影响以及衰老而导致的生理变化，使老年人容易发生各类营养缺乏性疾病。其中较为突出的是蛋白质-能量营养缺乏症。消瘦使老年人的免疫力低下，而且加速衰老进程，危害很大。

护理内容包括以下几点：

①饮食护理：根据老年人的特点，提供有足够营养的饮食，以保证机体蛋白质和热量的需求。食物种类要多样化，除了所含的蛋白质、热量要比消耗的量多外，同时还要含有多种维生素和充足的微量元素；根据营养食谱制作饭菜，注意菜肴的色、香、味及营养的搭配。选择新鲜、清洁、口感好的食品，经常更换食品的类型和烹调方法，以增进食欲。老年人胃肠功能差，要注意使食物软、烂一些，保证食物易于消化。老年人一次进食量不要太多，需少量多餐。

②用药指导：定期测体重，积极治疗原发病，在医生的指导下用药，注意观察药物的作用与副作用。

③提供就餐帮助：对不能自行采购、烹饪的老年人给予必要的帮助。为老年人提供良好的就餐环境，保持餐厅空气新鲜，根据老年人习惯，最好安排家人与其一起进餐。重视老年人的心理因素的影响，有针对性地做好心理疏导，保持老年人心情愉快，增进食欲。

(2) 肥胖　是由于各种原因导致体内脂肪积聚过多和（或）分布异常导致机体体重超过正常值的20%或身体质量指数大于25的一种疾病症状。根据脂肪组织积聚的部位不同，肥胖可分为中心型肥胖和外周型肥胖。中心型肥胖通常多见于男性，脂肪分布主要在腰部以上，以颈项部、躯干部为主；外周性肥胖多见于女性，脂肪分布主要在腰部以下，以下腹部、臀部、大腿部为主。

随着年龄的增长肥胖症的发病率越来越高。老年性肥胖一般从更年期开始，发病原因与机体内分泌代谢紊乱、饮食、生活习惯、遗传因素及经济条件的改善等方面有一定关系，肥胖对老年人影响很大，可以引起气急、体力活动减少、关节痛、肌肉酸痛等不适，还可伴发心血管疾病、糖尿病及内分泌与代谢紊乱等疾病。

护理内容包括以下几点：

①饮食护理限制总热能摄入量：以减少谷类主食摄入量为主。摄入量应低于消耗量，以使体重逐步下降。采用高蛋白、低脂肪和低糖饮食，蛋白质、脂肪和糖类的供能比例分别占总热能的20%、20%～25%、55%～60%。改变不良饮食习惯：不进食油煎、油炸食品等，少食甜食等；可适当增加胡萝卜、芹菜、苹果等低热能蔬菜、水果以满足饱腹感。进食时尽量使用小容量的餐具，细嚼慢咽。

②活动与锻炼：长期坚持体育锻炼，最好选择一些有氧运动如散步、慢跑、游泳、练习太极、跳舞、做广播体操等，其中散步是最适合于老年人的活动。指导患者固定每日运动的时间，每天间歇活动的时间应累计有30min以上。逐渐增加活动量，避免运动过量、过猛。

（二）老年人的排泄问题及护理

1. 大便失禁

大便失禁是指肛门括约肌不受意识的控制而不自主的排便。对干便和稀便都不能控制者，称完全失禁；能够控制干便，不能控制稀便和气体者，称不完全失禁。大便失禁是医院和家庭病床护理中常遇到的问题，尤其在老年人、重危病人及瘫痪卧床病人中其发生率居高不下。

护理内容包括以下几点：

（1）心理护理　排便失禁的老年人常因不能控制排便而常有难以启齿、意志消沉、孤僻、害怕被发现的灰色心理。护理人员应尊重理解病人，给予心理安慰与精神支持。

（2）饮食护理　进食营养丰富，容易消化、吸收、少渣食物；严重时，可短期禁食，行胃肠外营养；勿食产气类食物，如豆类食品、牛奶等。

（3）皮肤护理　皮肤护理对肛门失禁及卧床病人是极其重要的。肛门周围的皮肤常因频繁排便刺激发红、湿疹、溃疡。为了保护会阴部及肛门周围皮肤可以在床上铺橡胶单和中单或一次性尿布，及时更换被单衣裤，每次便后用温水洗净肛门周围及臀部皮肤，涂搽氧化锌软膏保护肛门周围皮肤。

（4）重建良好排便习惯　了解病人排便规律，适时给以便盆。

（5）健康教育坚持盆底肌锻炼　指导病人取立、坐或卧位，试做缩肛动作，先慢慢收缩肌肉，然后再慢慢放松，每次10s左右，第一次做10～20次，以后逐渐增加次数，每日数次，以病人感觉不疲乏为宜。保持床褥、衣服清洁干燥，定时开窗通气，保持室内空气清新。

2. 尿失禁

尿失禁是由于膀胱括约肌损伤或神经功能障碍而丧失排尿自控能力，使尿液不自主地流出。尿失禁是老年人泌尿系统最常见病症，以老年妇女尤为多见。尿失禁使会阴部皮肤暴露于潮湿环境，易损伤老年人的皮肤，增加逆行性尿路感染的危险，而且还易使老年人产生一定心理压力，导致老年人孤僻、抑郁。

护理内容包括以下几点：

（1）心理护理　注意观察老年人的情绪变化，了解其心理状况，尊重患者的人格，给予安慰和鼓励，及体贴的照顾和安慰。提醒家属不要嫌弃老年尿失禁者，应理解、关心老年人，主动协助他们到户外参加力所能及的社交活动。使其树立信心，积极配合治疗和护理。

（2）饮食护理　给予高蛋白、高维生素易消化饮食指导，老年尿失禁者不要过分限水，白天足量摄水，一般1500～2000mL，晚餐后限量摄水，以防脱水或入睡后溢尿。

（3）保持会阴清洁　对尿失禁老年人保持会阴清洁、干燥、透气是护理老年尿失禁病人的重点内容，应经常用温水清洗会阴和臀部，并用柔软的毛巾擦干，及时更换潮湿的尿垫和衣裤。对长期卧床的老年妇女，选择吸湿性强、通气良好、柔软的棉织尿垫为好。老年男性可用阴茎套将小便引流入便器，也可用保鲜袋接尿。更换阴茎套、保鲜袋时，要清洗阴茎，适当透气。尽量不用留置导尿法，以免引起泌尿系统感染。

（4）排尿功能训练　让老年尿失禁者每隔1～2h排尿一次，在训练的同时要鼓励老年人多喝水，以便有足够的尿量刺激排尿反射的恢复，排尿时可按摩膀胱区或身体前后摇摆促进排尿，但在非排尿时间内尽量让老年人憋尿。坚持一段时间后，再逐渐延长排尿间隔的时间。

（5）盆底肌肉锻炼　收缩肛门，每次10s，放松间歇10s，连续练习15～30min，每日数次，4～6周为一疗程。

（6）阴道压迫法　用子宫托或气囊置入阴道，增加尿道闭合力，防止溢尿。

（7）经常开窗换气，减轻室内异味。

3. 便秘

便秘指每周排便次数少于3次，间隔时间延长，粪质干燥，排出困难，可伴有腹胀、食欲减退、嗳气反胃、大便带血等症状。便秘不是一种疾病，而是由各种疾病引起的消化系统的常见症状，是老年人常见的健康问题，据有关调查资料显示，在60岁以上的老年人中经常发生便秘者达到28%～50%。

护理内容包括以下几点：

（1）指导老年人养成良好的排便习惯　定时排便；勿长期服用泻药，防止药物依赖性的发生；保证良好的排便环境，满足老年人私人空间便器应清洁而温暖；勿忽视任何一次便意，尽量不留宿便，注意排便技巧。

（2）指导使用辅助器　为体质虚弱的老年人提供便器椅或在老年人面前放置椅背，提供排便坐姿的依托。

（3）调整饮食结构　多饮水，如无限制饮水的疾病，则应保证每天的饮水量在2000～2500mL，清晨空腹饮一杯温开水；摄取足够的膳食纤维，多食产气食物及维生素B丰富的食物；增加润滑肠道食物，对体重正常、血脂不高、无糖尿病的老年人，可清晨空腹饮一杯蜂蜜水等。

（4）帮助老年人遵医嘱　使用口服泻药，但不能长期使用。帮助使用外用简易通便剂，如开塞露、甘油栓、肥皂栓等。

（5）健康指导

①适当运动和锻炼：参加一般运动，如散步、慢跑、太极拳等；避免久坐久卧。

腹部按摩：可做腹部按摩，取仰卧位，用手掌从右下腹开始沿顺时针向上、向左、再向下至左下腹，按摩至左下腹时应加强力度，每天2～3次，每次5～15回，站立时可进行此项活动。

收腹运动和肛提肌运动：收缩腹部与肛门肌肉10s后放松，重复训练数次。

卧床锻炼方法：躺在床上，将一条腿屈膝抬高到胸前，每条腿练习10～20次，每天3～4次；从一侧翻身到另一侧（10～20次），每天4～10次。

②建立健康的生活方式：培养良好的排便行为；纠正不良饮食习惯；患有高血压、冠心病、脑血管的老年人应避免用力排便。

二、老年人认知、感知问题与护理

认知是大脑接受感知信息，加工处理推断等大脑功能的表现。感觉器官是产生感觉和知觉的重要器官。老年人由于年老体衰，感觉系统和神经系统的生理功能明显减退，使机体对内、外环境刺激的反应及认知能力下降，从而对老年人的日常生活、安全和健康造成不同程度的影响。

（一）与感知、认知相关的系统、组织老化性改变

1. 视觉

（1）角膜　随着老龄化，角膜表面的微绒毛显著减少，导致角膜上皮干燥和角膜透明度降低，视力减退。角膜变平，使角膜的屈光力减退引起远视和散光。此外，角膜边缘基质出现灰白色环状类脂质沉积，称“老年环”。

（2）结膜　由于血管硬化变脆，老年人易发生结膜下出血。

（3）虹膜　虹膜血管与虹膜实质的硬化，导致瞳孔变小，对光反应不灵敏。

（4）晶状体　老年人晶状体体积增大，晶状体中非水溶性蛋白质逐渐增多，导致晶状体逐渐硬化、弹性降低，加上睫状肌功能减弱，引起眼的调解功能逐渐减弱形成老视。部分老年人，晶状体的透明度进一步减弱，并可发生浑浊，形成老年性白内障。晶状体老化，对短波长光线吸收多于长波长光线，使老年人对红绿光的感觉减退。因晶状体悬韧带张力下降，易引起晶状体前移，使原有前房角狭窄者房角关闭，影响房水的回流，致眼内压升高。

（5）玻璃体　其老化的主要表现为液化和玻璃体后脱离。随年龄增长，玻璃体液化容积不断扩大。玻璃体后脱离使视网膜脱离的可能性增加。脱离的玻璃体随着眼球转动时，牵拉视网膜可引起“闪光感”。由于老年期瞳孔括约肌张力相对增强，使瞳孔始终处于缩小状态，进入眼内的光线减少，视野明显缩小。老人可能诉说视物不甚明亮。到室外时往往感觉耀眼；或由明处到暗处时感觉视物困难。

（6）视网膜　可出现眼底动脉硬化，脉络膜变厚，视网膜变薄，黄斑变性，视力减退。患有高血压或糖尿病的老年人，易发生出血或血管阻塞。

（7）泪器　老年人的泪腺萎缩，泪液分泌减少，眼睛发干和角膜的透明性降低。同时，老年人泪管周围的肌、皮肤弹性均减弱，收缩力差，不能将泪液很好地收入泪管，故有些老年人常有流泪现象。此外，老年人对分辨远近物体的相对距离（深度视觉）的能力下降，导致判断台阶或地砖高度的失误而容易摔倒，发生意外。

2. 听觉

老年人外耳道皮肤毛囊、皮脂腺、耵聍腺萎缩，分泌减少，耵聍干而固结，易患耵聍栓塞，可造成老年人暂时性听力下降。鼓膜增厚弹性降低，听骨退行性改变，关节纤维化和钙化及关节囊玻璃变性，降低关节的活动度，从而影响声音的传导。由于耳蜗动脉的外膜增厚，管腔缩小，导致内耳供血不足，使其功能发生变化，促使老年性聋的发生和发展。老年人从对高频音的听力减弱开始，而渐渐地一些中、低频率的声音也会受到影响，此称为老年性重听。随着听力敏感度的普遍下降，需要对话者说话时提高音量，但老年人又会感到刺耳不适，造成老年人沟通障碍。

3. 味觉和嗅觉

随着年龄的增长，味蕾逐步萎缩，数量减少，功能也减退。主要表现为对酸、甜、苦、辣的敏感性降低，对咸味更迟钝；同时长期吸烟、饮酒、维生素 D 缺乏等也可导致味觉减退或改变。

4. 触觉、前庭和运动位置觉

本体感觉包括触觉、压觉、振动觉、位置觉、温觉和痛觉。40 岁以后触觉小体的数量减少，触觉敏感性降低。老年人脊髓感觉根有髓神经纤维数量减少，大脑皮层的躯体感觉皮质变薄，神经细胞缺失，外周和中枢感觉通路的突触呈衰老性改变，使老年人对躯体部分的认知能力、立体判断能力降低，导致位置触觉的分辨力也下降。又由于神经细胞缺失，神经传导减慢，使老年人对温觉和痛觉的敏感性降低。本体感觉的改变使老年人对伤害性刺激不敏感，因此在日常生活中容易发生意外伤害。

5. 神经系统

（1）神经细胞　机体的脑神经细胞数量在20～30岁时开始随增龄而逐渐减少。70岁以后老年人神经细胞总数减少达45%。大多数老年人的脑组织均有不同程度的萎缩，可见脑沟、脑裂增宽，脑室扩大，神经系统功能受到损害。

（2）神经递质　老年人脑内某些中枢神经递质减少，如乙酰胆碱含量与活性同时下降，引起记忆力诫退，尤其表现在近期记忆力的下降。老年人因脑内蓝斑核合成和释放儿茶酚胺的量减少，导致老年人睡眠不佳，精神不振、情绪不稳、抑郁。随年龄增长脑内5－羟色胺含量减少，使老年人夜间睡眠的时间进行性减少。脑内最主要的多巴胺能神经通路是黑质纹状体系统，老年人黑质—纹状体多巴胺减少，可导致肌运动障碍、动作缓慢和运动震颤麻痹等。

（3）其他改变　老年斑、脂褐质和神经纤维缠结。老年斑是退化变性的神经元轴突形成的嗜银性斑块，这些斑块使神经细胞传递及接受信息的能力下降。脂褐质也称为老年色素。10岁以后脑即可出现脂褐质沉积，脂褐质增加到一定程度会导致细胞萎缩和死亡。神经纤维缠结过多时可引起阿尔茨海默病。

（4）脑代谢　随着增龄，脑组织的血流量和耗氧量都有所下降。神经纤维传导速度减慢，神经系统反应时间延长，尤其对复杂刺激反应时间延长更显著。脑的这些改变，使老年人思维减慢，对刺激反应能力、记忆力、认知能力均减退。

（二）老年人认知、感知问题与护理

1. 意外伤害

衰老导致感、知觉下降，动作反应时间延长，认知能力减退等。这些变化，增加了老年人发生意外伤害（如跌伤、冻伤、坠床等）的危险性。

护理内容包括以下几点：

（1）防跌倒　防跌倒的关键措施是帮助老年人熟悉环境，加深对方位、布局和设施的记忆，以协助加强感觉器官的作用。

（2）防进食意外　老年人神经反射活动相对下降，吞咽肌群不协调可出现存咽障碍；牙齿缺失咀嚼功能差，唾液分泌减少不能充分咀嚼造成咽下困难、呛咳、哽噎等；呛咳、哽噎等可引起吸入性肺炎或窒息。有认知障碍的老年人不知呼救，常可危及生命。因此，应做好老年人进食的护理。

①进食前准备：饭前开窗通风，营造整洁的进餐环境。协助老年人洗手，清除口腔异味，排空膀胱，提醒老人“准备就餐”，使其做好精神准备，提高食欲；根据老年人身体状况，尽量取坐位或半坐位；要选择易在口腔内移动，软而

易于消化的食物如蛋羹、菜粥等。不宜给老人年糕、栗子之类易哽噎的食物。有吞咽功能障碍的老人，进食前可用大小适宜的小冰块训练均匀吞咽，诱发其吞咽动作。

②进食时护理：进食时注意力集中。生活能自理的老人，应鼓励其自己进餐，家人给予必要的协助。吃干食发噎者，进食时准备水或饮料，进稀食易呛咳者，应把食物加工成糊状。卧床的老人应使其头部转向一侧，对面部偏瘫的老人，食勺应从健侧放入，尽量送到舌根部。喂汤时，从唇边送入，不要从口正中喂入以免呛咳。每勺的食物量不要太多，进食速度不宜过快。

③进食后护理：进食后指导老人保持坐位30min以上，协助漱口，保持口腔清洁。卧床老人进食后不要马上翻身、叩背和吸痰，以防止食物反流。

（3）防坠床　有意识障碍的老年人应加床栏；睡眠中翻身幅度较大或身材高大的老年人，应在床旁用椅子护挡；床垫软硬度适中，避免过于松软造成翻身不便和坠床的危险；如果发现老年人睡向床边缘时，要及时护挡，必要时把老年人推向床中央，以防坠床摔伤。

（4）防烫伤　老年人感觉迟钝，对冷热感觉不灵敏，淋浴、热敷、使用热水袋时，应严格掌握温度及时间，以防烫伤。对于老年人在家里自己使用的设备，如烤灯、电动按摩器等，家属或护理人员要耐心讲解使用方法，直到老年人熟练掌握为止。

（5）注意交通安全　老年人由于视力、听力下降，对交通信号识别困难，应对突然情况的反应能力较差，因此老年人外出要严格遵守交通法规，听力较差者要佩戴助听器，严重视力下降者要有人陪同。老年人单独外出活动时，家属应注意检查衣服、鞋帽穿着是否适宜和需用物品是否齐备，并了解其去向、离去时间及预计回家时间，最好随身备有姓名卡、亲属姓名及联系电话和地址。外出活动时，可借助手推车或手杖协助行走，注意避开人多拥挤的高峰时间，以免人多冲撞而发生意外。

2. 老视

老视是指随着年龄的增长，晶状体逐渐失去弹性，调节功能减退，以至于近距离工作或阅读时发生困难的现象。老视出现的早晚因人因眼而异，通常正视眼从40岁开始出现老视，到45岁已比较明显。原有近视眼者老视出现较晚或不发生，而原有远视者老视出现较早。

护理内容包括以下几点：

（1）检查指导　如果视力下降，应该考虑到屈光不正的因素，但还要注意有无其他可能，如老年人常患的白内障、眼底病变等。因此，老年人出现视力下降，要到医院做常规眼科检查，包括视力、屈光同质、眼底检查等。如有青光眼、眼底疾病应先治疗，待病情稳定后再验光配镜。糖尿病病人须将血糖控制到接近正常时再配镜。

（2）配镜指导 配镜前需要验光，确定有无近视、远视和散光，然后按年龄和老视的程度增减屈光度。同时，还要考虑平时所习惯的工作距离，适当地增加或减少镜片的度数。如进行近距离精细工作，应适当增加老花镜度数。反之，老花镜度数则应适当降低。但是一副老花镜不能适应一生，因为视力衰退是随着年龄增长而逐渐发展，应该每隔 1 ~2 年去医院检查一次，必要时更换适合年龄的新眼镜。

种类常见的老花镜有两种，一种为单眼或单焦点眼镜，其作用是可以增加眼晶状体的调节能力，使近处模糊的字迹看得更清楚，适合于以前是近视眼的老年人，在读书或做精细工作时戴。另一种老花镜为双光或双焦点眼镜。这种眼镜将看远物与看近物的镜片合为一体，其上半部用于看远处物体，下半部用于看近处物体，适合于原有近视眼、远视眼或散光的老人。佩戴此种眼镜在上下楼梯或骑自行车时有些不便，故要根据老年人的居住环境及习惯等特点来选择。

3. 老年性聋

老年性聋是指随着年龄增长，双耳听力对称性进行性下降，以高频听力下降为主的感觉神经性耳聋。其主要原因是听觉器官的退化所致。这种退化过程快慢不一，终生不停，而且年龄越大老化越快。其病因，除增龄性老化外，还有如遗传、饮食、环境、精神因素等。老年性疾病，如高血压、动脉硬化、高脂血症和糖尿病等是加速老年性聋的重要因素。

护理内容包括以下几点：

（1）沟通技巧

①评估听力：检查老年人听力下降的程度，同时了解与人沟通和语言交往的能力及方式。

②指导家属与老年人正确沟通：首先沟通的环境宜安静，交谈时说话吐字清楚且速度稍缓，不高声喊叫。对老年人不理解的语言，应给予解释而不是简单重复原话。多用眼神或身体语言交流，如说话时倾身向前以表示对老人的话题感兴趣，适时夸大面部表情以传达各种情绪，激发老人交谈的欲望和增进理解交谈的内容。对视力较好的老年人可借助写字板、字卡或其他辅助器具与老人交谈。适度使用触摸传递信息，以表示对老年人的热情和关爱。

（2）心理护理 听力下降，造成与人交往困难，引发抑郁等情感障碍，逐渐与朋友、家人疏远，与社会隔绝，甚至促成老年性痴呆。因此，要耐心地给予老年人帮助，加强与老年人的沟通交流，同时要帮助老年人接受听力减退的现实，寻找积极的生活方式，增强其生活乐趣和社会交往。

（3）佩戴合适的助听器，以改善老年人的听力。验配助听器前，必须由专业医生全面的检查，根据听力损害程度，选择适合的助听器，不可自行选购随意佩戴，以免损害残存的听力。一般情况下，具有中度至重度感觉神经性耳聋，精神和身体状况较好，语言分辨率较高的老年人适合佩戴。

（4）健康指导　老年性聋属听觉系统的老年性不可逆的退行性变化，目前尚无有效的治疗方法。但周围环境、营养条件及老年性疾病等加速老年性聋的因素是可以预防的。因此注意以下几方面：①老年人困内耳微循环功能较差，对噪声和耳毒性药物等有害因素损害的敏感性增高，故要避免噪声环境及耳毒性药物的影响。②积极治疗和预防某些老年性全身性疾病，如高血压、动脉硬化、糖尿病等。③教会老年人用手掌按压耳朵和用食指按压环揉耳屏，每日3～4次，以增加耳膜震动，促进局部血液循环，防止听力下降。④增加适度的锻炼，但避免过度劳累，遇事乐观，保持心情舒畅。⑤可以应用一些预防性用药，如维生素A、维生素E、维生素B族、银杏叶制剂等。

4. 老年性白内障

老年性白内障指中年以后因晶状体蛋白变性浑浊引起的视功能障碍，是一种最常见的白内障，发病率随年龄增长而增加，故又称年龄相关性白内障。老年性白内障的发生与晶状体老化、物理因素、维生素及微量元素缺乏、遗传、全身性疾病如糖尿病、高血压和营养代谢等因素有关。视力障碍出现的时间及程度与晶状体浑浊的部位、浑浊轻重不同而不等，主要表现为无痛性、渐进性视力下降。患病初期眼前出现固定不动的黑点，也可有单眼复视或多视、屈光改变等症状。

老年性白内障的初期要注意全身营养合理饮食，在医生的指导下可服用维生素C、维生素E、维生素B族，也可用白内停、卡他林等眼药水滴眼，以延缓白内障的发展。老年性白内障中后期最有效的治疗方法是手术治疗，分为晶状体摘除术和人工晶状体植入术。

5. 帕金森病

帕金森病又称震颤麻痹，是一种常见的中、老年人的疾病。主要是中脑的黑质—纹状体的神经介质多巴胺减少引起的慢性神经系统退行性病变。帕金森病是导致老年人运动障碍的主要原因之一。主要表现为震颤、肌强直、运动减少和姿势障碍。震颤和强直是本病的重要特征。老年人患帕金森病常以少动为首发症状，如行走等动作缓慢，易误为是年老的关系，而常被忽视。而有些老年病人常因肩胛带和骨盆带肌强直而引起关节疼痛，易被误诊为骨关节病。因此，老年人若无其他原因（如视力问题等）出现动作逐渐缓慢，要考虑有帕金森病的可能，注意神经系统的检查，做好帕金森病的鉴别诊断。

帕金森病病因不明，治疗较困难。目前以药物治疗为主，主要应用抗胆碱能药物和改善多巴胺递质功能的药物，且需长期服药。治疗原则是从小剂量开始，缓慢增加剂量，以最小的剂量获得最好的疗效。护理过程中应注意，老人因震颤、肌强直常导致生活自理能力下降和营养失调。因此，日常生活中鼓励老人完成力所能及的事，如进食、穿衣、移动等；同时鼓励老人每天进行各关节的主动运动，如老人不能自己完成可协助完成；评估居室环境不安全的因素，及时消除；避免老人单独外出，以防跌倒发生意外；饮食应营养可口、制作精细，少量多餐；对流涎的老人，应适当增加口腔护理的次数。

三、老年人休息活动问题与护理

（一）老年人休息与活动的需求

1. 为老年人提供舒适的睡眠环境

调节卧室的光线和温度，保持床褥的干净整洁，并设法维持环境的安静；要注意室内温度、湿度、采光、通风等方面，让人感受到安全与舒适。温度22～24℃较为适宜，相对湿度40%～60%。

2. 养成良好的睡眠习惯

提倡早睡早起、午睡的习惯，限制白天睡眠时间在1h左右；晚餐应避免吃得过饱，睡前不饮用咖啡、酒以及大量水分，并提醒老人于入睡前如厕；调整老年人情绪；坚持参加力所能及的日间活动；尽量避免选用药物帮助入睡，必要时，可在医师指导下根据具体情况选择合适的药物。

3. 活动

正确选择合适的运动项目，选择合适的运动场地与气候，循序渐进、持之以恒。老年人运动的时间以每天1～2次，每次半小时左右，一天运动总时间不超过2h为宜。年老体弱、患有多种慢性病或平时有气喘、心慌、胸闷或全身不适者，应请医师检查，并根据医嘱进行运动。除此之外，患有急性疾病、出现心绞痛或呼吸困难、情绪激动等情况应暂停锻炼。

（二）老年人休息、活动问题与护理

1. 睡眠呼吸暂停综合征

老年人的睡眠呼吸暂停综合征可分为三种类型：①阻塞型睡眠呼吸暂停综合征：指口、鼻气流消失，但胸、腹式呼吸依然存在，占40%～90%；②中枢型睡眠呼吸暂停综合征：指口、鼻气流与胸腹式呼吸运动均暂停，约占15%；③混合型睡眠呼吸暂停综合征：指一次呼吸暂停过程中，开始出现中枢型暂停，继之出现阻塞型呼吸暂停。各型睡眠呼吸暂停均可能有中枢神经系统及呼吸系统调节障碍。老年人睡眠周期性呼吸变浅或暂停可视为中枢型呼吸暂停。

护理内容包括以下几点：

（1）控制原发疾病。

（2）加强睡眠过程监护。

（3）睡姿训练。仰卧位时，舌根部向后坠缩，易引起呼吸困难。因此睡姿应以侧卧位为主，多取右侧卧位。为经常保持侧卧位，可在背部铺垫物品。

（4）氧疗　吸氧可减少呼吸暂停的次数，提高动脉血氧饱和度。

（5）健康指导　建议肥胖的老年人控制饮食，增加活动量，以减轻体重；睡眠时采用侧卧位，避免气道狭窄加重；睡前避免饮酒以及服用镇静类药物；预防感冒、咽喉炎及扁桃体炎等。

2. 骨质疏松

骨质疏松是多种原因引起的，以单位体积内骨组织量减少为特点的代谢性骨病变，骨组织有正常的钙化，钙盐与基质呈正常比例。在多数骨质疏松中，骨组织的减少主要由于骨质吸收增多所致。发病多缓慢，个别较快，以骨骼疼痛、易于骨折为特征，生化检查基本正常。

护理内容包括以下几点：

（1）饮食护理　补钙首先要从食物中补充。鼓励老人多摄入含钙和维生素D丰富的食物，如大豆、牛奶、乳制品、芝麻酱、海带、禽、蛋、鱼肝油等。

（2）环境安全　注意活动地面的平整，注意防滑。

（3）用药护理　钙制剂不要与绿叶蔬菜一起服用，防止便秘的发生。慎用激素类药物。

（4）缓解疼痛　注意保暖，可防止肌痉挛和缓解疼痛；放松骨骼肌，可减轻疼痛强度。

（5）健康指导　鼓励运动，合理营养，指导钙剂的服用。

【案例】

周某，男，75岁，大学教授，身高160cm，体重90kg，曾多次在某医院病房住院。此次因夜间起夜，卫生间灯光较暗、地面有水而滑倒，致头皮血肿入院。既往患有冠心病、高血压病、糖尿病、高尿酸血症、高脂血症。平日食欲较好，食量较大，因行动不便，极少活动。

问题：结合材料里所讲的情况，谈谈周某存在哪些健康问题，在日常生活中怎么预防和护理。

【思考与练习】

1. 如何与老年人进行有效的沟通与交流？
2. 老年人的便秘问题应该怎样护理？
3. 什么是骨质疏松？简述其护理要点。

参考文献

[1]邬沧萍,姜向群. 老年学概论:第2版[M]. 北京:中国人民大学出版社, 2011.

[2]刘明,张泗鹏. 老年学概论:第2版[M]. 北京:中国医药科技出版社, 2013.

[3]苏爱梅,孙健乐,等. 食品营养与健康[M]. 合肥:中国质检出版社,2013.

[4]中华医学会呼吸病学分会慢性阻塞性肺疾病学组. 慢性阻塞性肺疾病诊治指南(2013年修订版)[J]. 中华结核和呼吸杂志,2013,36(4):1-10.

[5]韦莉萍. 健康管理师[M]. 广州:广东高等教育出版社,2013.

[6]王文,姚崇华,等. 中国高血压基层管理指南2014年修订版[M]. 北京:人民卫生出版社,2015.

[7]颜红兵. 临床冠心病诊断与治疗指南[M]. 北京:人民卫生出版社,2010.

[8]侯世标,石义金,等. 老龄工作手册[M]. 合肥:合肥工业大学出版社,2008.

[9]李淑媛. 常见老年疾病用药(案例版)[M]. 北京:人民卫生出版社,2012.

[10]李淑芳,刘淑燕. 老年人功能性体适能[M]. 台北:华都文化出版社, 2008.

[11]孙苗苗,齐殿东,等. 力量性锻炼与老年人健康体适能的研究进展[J]. 中国医疗前沿,2013,8(22):5.

[12]陈治强. 运动处方对老年人健康体适能的促进效果[J]. 中国老年学,2014,34(4):1108.

[13]王旭东. 中医养生康复学[M]. 北京:中国中医药出版社,2004.

[14]苏友新,冯晓东. 中国传统康复技能[M]. 北京:人民卫生出版社,2012.

[15]仝利民. 老年社会工作[M]. 上海:华东理工大学出版社,2006.

[16]刘伟. 香港老年痴呆护理服务机构概况[J]. 卫生职业教育,2013,31 (7):158-159.

[17]穆光中. 挑战孤独——空巢家庭[M]. 石家庄:河北人民出版社,2002.

[18]谢慧娟. 城市化进程中农村空巢老人的养老保障分析[J]. 中南林业科技大学学报(社会科学版),2006 ,17(5):70-71.

[19]孙建萍. 老年护理学:第3版[M]. 北京:人民卫生出版社,2014.

[20]刘晓红,葛楠. 社区老年人疾病预防及健康管理手册[M]. 北京:知识产权出版社,2014.